高等医学院校临床课程见习指导丛书
供临床、预防、基础、口腔、麻醉、影像、护理、
法医等专业本科、高专、高职学生使用

总主编　何振华　张秀峰

眼科学见习指导

第2版

主　编　肖启国　王　智
主　审　袁满红
编　委　（按姓氏笔画排序）
王　智　王俞方　刘　翀　肖　勇
肖启国　罗　洁　周　俊　费志刚
袁满红　夏世刚　彭辉灿　谭　娟

科学出版社
北　京

内 容 简 介

本书为临床、预防、基础医学、麻醉、五官、影像各类专业医学生见习必备指导书。全书涵盖了眼科病史采集、体查要点、常用检查手段、眼科常见疾病诊疗及全身疾病的眼科表现等 16 个见习单元。各章分别按见习要求、见习时数、见习准备、见习过程、病史采集要点、专科检查、辅助检查及资料展示、知识精要(包括临床特点、辅助检查、诊断、鉴别诊断、治疗)、复习思考题等次序展开。

本书提供了临床见习教学程序、教学内容，对规范临床见习教学有重要的指导意义，是一本携带方便、实用价值较高的见习指导书和带教老师参考书。同时，对低年级住院医师也有所帮助，也是国家执业医师应试的参考书。

图书在版编目(CIP)数据

眼科学见习指导 / 肖启国，王智主编. —2 版. —北京：科学出版社，2017.3

ISBN 978-7-03-051953-5

Ⅰ. ①眼… Ⅱ. ①肖… ②王… Ⅲ. ①眼科学–实习–医学院校–教学参考资料 Ⅳ. ①R77

中国版本图书馆 CIP 数据核字(2017)第 036632 号

责任编辑：王　超　周　园 / 责任校对：李　影
责任印制：李　彤 / 封面设计：陈　敬

科学出版社 出版
北京东黄城根北街 16 号
邮政编码：100717
http://www.sciencep.com
北京建宏印刷有限公司 印刷
科学出版社发行　各地新华书店经销
*

2007 年 8 月第　一　版　开本：787 × 960　1/32
2017 年 3 月第　二　版　印张：7
2023 年 1 月第十一次印刷　字数：149 000

定价：35.00 元

高等医学院校临床课程见习指导丛书
编写指导委员会

第 2 版前言

“高等医学院校临床课程见习指导丛书”是南华大学主导编写的医学实践教学教材的重要组成部分。本教材由南华大学附属第二医院专家团队组织编写，于 2007 年 8 月由科学出版社发行第 1 版。

本教材自发行以来，受到同行们关注，对已进入临床见习阶段的医学生自主学习、带教老师规范开展见习带教均起到了积极的作用。但医学发展日新月异，新知识、新理论、新理念不断提出；执业医师分阶段考核的执行，5+3 教学模式的开展，均要求对教材内容进行必要的修订。近年来，读者们对该教材提出了许多宝贵意见，反馈了大量使用信息，对我们修订本教材帮助很大。

再版的“高等医学院校临床课程见习指导丛书”以人民卫生出版社出版的“十二五”普通高等教育本科国家级规划教材第 8 版为蓝本，结合近年来循证医学证据，参考权威指南和专家共识进行修订。修订后的教材对结构、体例略有调整，增加见习阶段需要掌握的临床基本技能的内容，但总体仍保持简约、精炼的风格，相信本教材对医学生临床见习阶段学习及参加分阶段执业医师考核均能起到积极的作用。

本书在编写过程中得到了科学出版社、南华大学教务处、南华大学医学部、第二临床学院领导、教学科研部及各教研室的大力支持和帮助，在此谨致谢意！

由于编者才疏学浅，疏漏之处在所难免，恳请同仁不吝赐教，以便再版时予以修正。

何振华　张秀峰

2016 年 8 月于南华大学

第1版前言

临床医学是一门理论性和实践性很强的科学。它需要掌握全面的扎实的理论知识来指导临床实践，同时在不断地实践中来理解和掌握理论知识。眼科学见习的目的，是为了理论联系实际，通过眼科的临床见习使学生对课堂讲授内容，能获得进一步的感性认识，并加深理解眼病的危害。

为了帮助医学生系统掌握眼科学知识，提高学习效率，编者根据多年的临床教学心得，特别注意到临床见习阶段教师示范和指导的重要性，力求使学生在见习中把询问病史、体格检查、辅助检查等所获得的资料进行归纳、综合、分析和判断，以加深对所学理论知识的理解，并使学生的临床思维得到启发与训练，为毕业实习打下良好的基础。

本书以每一种常见病为单元对其见习的要求、时数、准备和过程作了具体规范，同时对病史采集、专科检查作了重点提示。在此基础上编排的“知识精要”,则是对疾病的临床特点、辅助检查、诊断、鉴别诊断、治疗等简明扼要的全面综合，以帮助学生把握重点、理解难点、启发思维。本书既是临床医学生见习阶段的必备参考书，对低年资住院医师也有所帮助；同时，也是国家执业医师应试的参考书。

本书编写得到南华大学教务处、医学院、第二临床学院领导、教学科研部及各教研室的大力支持和帮助，谨致谢意。

由于学识和编写经验不足，书中缺点和错误难以避免，祈望广大读者批评指正。

何振华　张明亮

2007年8月于南华大学

目　　录

见习一　眼科检查

一、病史采集及眼病主要症状

【见习要求】

1. 掌握病史采集要点。

2. 掌握眼病主要症状。

【见习时数】　1 学时。

【见习准备】

1. 同学阅读材料中相关章节内容。

2. 教师挑选示范病人 1 人/小组。

3. 各项检查仪器 1 套（视力表、色盲本、视野计、裂隙灯、检眼镜等）/小组。

【见习过程】

1. 讲授病史采集、眼部检查要点，同学分组进行采集病史，并做专科检查。

2. 同学回示教室汇报病历摘要、阳性体征。

3. 同学归纳总结病例特点，作出诊断，并说明诊断依据。

4. 结合病人的具体实际，教师以提问的方式小结。

【病史采集要点】

1. 一般情况。

2. 主诉：为主要的症状及其持续时间，应注明眼别。

3. 现病史。

4. 既往史：要注意是否有戴镜（框架眼镜与隐形眼镜）史。

5. 月经生育史。

6. 个人史。

7. 家族史：尤其应注意有无与遗传有关的眼病史。

【知识精要】

1. 眼病症状 眼病患者的自觉症状主要有三个方面：

（1）视力障碍：突然或逐渐的视力下降、看近或看远不清，视物变形、变小、变色，夜盲、复视（单眼或双眼），视野改变，眼前固定或漂浮的黑影等。

（2）感觉异常：眼痛、痒、异物感、畏光、流泪等。眼部刺激征为眼剧痛、睫状充血、畏光及流泪，常见于角膜炎、眼外伤、急性虹膜睫状体炎、急性青光眼等。

（3）外观异常：眼红、出血、分泌物、肿胀、新生物、眼睑位置异常、眼球突出等。

2. 视力下降的各种类型

（1）一过性视力丧失：指视力在24h内恢复正常，通常在1h内。常见原因有：视盘水肿、一过性缺血发作、椎基底动脉供血不足，体位性低血压等。

（2）无痛性突然视力下降：见于视网膜血管阻塞、缺血性视神经病变、视网膜脱离等。

（3）无痛性逐渐视力下降：见于白内障、屈光不正、慢性视网膜疾病等。

（4）突然视力下降并眼痛：见于急性闭角性青光眼、角膜炎、葡萄膜炎等。

（5）视力下降但眼底正常：见于球后视神经炎、中毒性视神经病变、弱视等。

【复习思考题】

1. 简答题

（1）病史采集要系统询问和记录哪些情况？

（2）眼病主要症状有哪些？

（3）视力下降的类型？各型常见有哪些疾病？

2. 病史采集训练

某男，69岁，因双眼视力逐渐下降6年入院。请围绕主诉采集相关病史。

二、视功能检查

【见习要求】

1. 掌握视力、视野、色觉的相关知识及检查方法。

2. 熟悉立体视觉、视觉电生理的相关知识及检查方法。

3. 了解对比敏感度、暗适应的相关知识及检查方法。

【见习时数】 1学时。

【见习准备】

1. 同学阅读材料中相关章节内容。

2. 教师挑选示范病人1人/小组。

3. 各项检查仪器1套（视力表、色盲本、视野计等）/小组。

【见习过程】

1. 讲授视功能的检查要点，同学分组进行专科检查。

2. 同学回示教室汇报、归纳总结专科检查情况。

3. 结合专科检查情况，教师以提问的方式小结。

【知识精要】

1. 视力检查

（1）远视力检查步骤

1）嘱受检者位于距视力表5m之处，面对视力表，视力表的1.0一行与受检眼同高。视力表的照明均匀，无眩光。

2）两眼分别检查，一般先查右眼，后查左眼。

3）检查时用75%酒精消毒过后的遮挡板遮盖非受检眼。检查者用小圆杆指着视力表的视标，嘱受检者说出或用手势表示该视标的缺口方向，由上而下逐行检查，找出受检者的最佳辨认行。

4）如受检者在 5m 处不能辨认视力表上最大视标时，嘱受检者逐步向视力表靠近，直至看清第 1 行视标。

5）如在 1m 处仍不能辨认视力表最大视标，则检查数指（CF）。嘱受检者背光而坐，检查距离从 1 米开始，检查者伸手指让受检者辨认手指数目，逐渐移近，记录其能辨认指数的最远距离。

6）如果在眼前 5cm 处仍不能辨认指数，则检查者在受检者前摆手，记录能辨认手动（HM）的最远距离。

7）如果眼前手动不能识别，则检查光感。在暗室中将受检者非受检眼完全遮盖，检查者持烛光放在受检者眼前 5m 处开始检查。若受检者不能看见烛光，则将烛光逐渐向其移近，记录其能看见烛光的最远距离。如受检眼全无光感，记录为“无光感”。

8）对有光感者还要行光定位检查。检查者将烛光置于受检者前 1m 处，嘱受检者向正前方注视，不要转动眼球和头部，分别将烛光置于左上、左中、左下、上、中、下、右上、右中、右下，同时询问受检者是否能看见烛光。如能看见记录为“+”，不能则为“−”。

9）如受检者戴镜，则需检查戴镜的矫正视力。对于没有矫正眼镜的受检者，且裸眼视力＜1.0，应加针孔板后查小孔视力。

（2）近视力检查步骤

1）近视力表可选用徐广第 E 字近视力表、耶格（Jaeger）近视力表、对数近视力表中的一种。采用自然弥散光，也可采用人工照明，但避免眩光。

2）两眼分别检查，一般先查右眼，后查左眼。

3）检查时用 75%酒精消毒过后的遮挡板遮盖非受

检眼。

4）检查距离一般为 30cm，受检者可根据具体情况移远或移近，以能看清的最小一行字母作为测量结果。

5）结果可以小数法记录。如用耶格近视力表，则以 J_1～J_7 记录，并注明检查距离。

（3）注意事项

1）非受检眼要完全遮盖，但不要压迫眼球。检查时要逐行由上而下，不能隔行。受检者头位要正，不能歪头、眯眼，不能用另一只眼偷看，每个字母辨认时间为 2-3s。若受检者能辨认 0.5 一行全部视标，同时辨认 0.6 一行半数以下视标时，则记录为 0.5^{+}；如能辨认第 0.5 一行全部视标，同时辨认 0.6 一行半数以上视标时则记 0.6^{-}。

2）当受检者不能辨认视力表上最大视标向视力表靠近时，须根据受检者与视力表的距离换算受检者的实际视力，如在 3 米处才能看清 0.1 一行，则实际视力为 $0.1×3/5=0.06$。

3）由于婴幼儿很难配合视力检查，所以检查时定性比定量更为重要，判断两只眼的视力是否存在差别比获得每眼的准确视力更有价值。对婴幼儿视力表检查不能合作者，可考虑采用追随光源或移动的物体、遮盖法、注视反应、视觉诱发电位、视动性眼球震颤等方法评估其视力。

4）对于屈光不正者，要改变检查距离才能测得最好近视力。如将近视力表向受检眼移近时视力逐渐增加，则该眼可能为近视眼或假性近视眼。如将近视力表向受检眼移远时视力逐渐增加，则该眼可能为远视眼或老视眼。

2. 视野检查

（1）视野检查的方法

1）对照法：以检查者的正常视野与受试者的视野作

比较，以大致确定受试者的视野范围。检查者与受试者相向而坐，距离 1m，检查者遮盖自己一眼，受试者遮盖自己另一眼，两者互相注视对方未遮盖眼。检查者将手指置于两人之间等距离处，从各方位向中央移动，嘱受检者发现手指出现即告之。

2）平面视野计：检查中心 30°动态视野计。

3）弧形视野计：是一种简单的动态周边视野计。

4）Goldmann 视野计：为半球形视屏投光式视野计。

5）自动视野计：电脑控制的静态定量视野计。

（2）正常视野：正常人动态视野的平均值：上方为 56°，下方为 74°，鼻侧为 65°，颞侧为 91°。生理盲点的中心位于注视点颞侧 15.5°，水平中线下方 1.5°，其垂直径为 7.5°，横径为 5.5°。

（3）病理性视野：除生理盲点外，在视野范围内，出现其他任何暗点均为病理性暗点。

1）向心性视野缩小：常见于视网膜色素变性、球后视神经炎（周围型）、青光眼晚期、周边部视网膜脉络膜炎等。癔病性视野缩小，螺旋状视野收缩、有颜色视野颠倒等现象。

2）偏盲：以注视点为界，视野的一半缺损称为偏盲。此体征对视路疾病定位诊断极力重要。

A. 同侧偏盲：多为视交叉以后的病变所致。常见有部分性、完全性和象限性同侧偏盲等。

部分性同侧偏盲：最多见，缺损边缘呈倾斜性，双眼对称或不对称。

上象限性同侧偏盲：见于颞叶或距状裂下唇的病变；

下象限性同侧偏盲：为视放线上方纤维束或距状裂上唇病变所致。

黄斑分裂：中心注视点完全二等分，见于视交叉后视束的病变。

黄斑回避：偏盲时注视点不受影响，见于脑皮质疾患。

B. 颞侧偏盲：为视交叉病变所致，程度可不一，从轻度颞上方视野缺损到双颞侧全盲。

C. 扇形视野缺损

扇形尖端位于生理盲点：为缺血性视盘病变或视网膜分支动脉栓塞；

扇形尖端位于中心注视点：为视路疾患；

象限盲：为视放射的前部损伤。

鼻侧阶梯：为青光眼的早期视野缺损。

D. 暗点

中心暗点：位于中心注视点，常见于球后视神经炎、黄斑部病变、中毒性或家族性视神经萎缩等。

弓形暗点：多为视神经纤维束的损伤，常见于视盘先天性缺损、视盘玻璃疣、青光眼、缺血性视神经病变、有髓神经纤维等。

环形暗点：见于青光眼、视网膜色素变性等。

生理盲点扩大：见于视盘水肿、有髓神经纤维、视盘缺损、高度近视眼等。

3. 色觉

（1）人类的三原色（红、绿、蓝）感觉由视锥细胞的光敏色素决定。正常色觉者的三种光敏色素比例正常，称三色视。如果只有两种光敏色素正常者称双色视，仅存一种光敏色素者为单色视。异常三色视是光敏色素以异常的数量进行比配，又称色弱。

（2）色盲：绝大多数先天性色觉障碍为性连锁隐性遗传，最常见者为红绿色弱（盲），属于X连锁隐性遗传。发生于某些视神经、视网膜疾病者称为获得性色觉障碍。

（3）色觉检查：为主觉检查，常用有以下几种方法。

1）假同色图（色盲本）：在同一副色彩图片中，有两种图形或数字，一种为相同亮度不同颜色的斑点组成，另一种为不同亮度相同颜色的斑点组成。正常人以颜色来辨认，色盲者以明暗来判断。检查在明亮的自然光线下进行，图表距眼 0.5m，要求在 5s 内读出。能够正确认出，但辨认有困难或时间延长者为色弱。

2）FM-100 色彩试验及 D-15 色盘试验：要求患者将有色棋子按色调依次排列，根据其排列顺序是否正常，判断有否色觉障碍及其性质与程度。

3）色盲镜：依据红光与绿光适当混合形成黄光的原理，要求受试者进行调配，根据其调配比例是否合适，判断其有无色觉障碍及其性质与程度。

4. 暗适应

（1）暗适应：是指从强光下进入暗处时，从开始的视物不清，到逐渐能看清物体的这种人眼对光敏感度逐渐增加、并达到最佳状态的过程。该检查可对夜盲进行量化评价。

（2）正常情况：最初 5 分钟的光敏感度很快提高，以后渐慢，8～15 分钟时提高加快，15 分钟后再次减慢，50 分钟左右达到稳定的高峰。在暗适应曲线上，5～8 分钟处可见转折点，它代表视锥细胞暗适应过程的终止，以后全部是视杆细胞的暗适应过程。

5. 立体视觉（深度觉）

（1）立体视觉：是感知物体立体形状、不同物体相互远近关系的能力。双眼单视是立体视觉的基础。

（2）双眼单视功能分为三级：Ⅰ级为同时视；Ⅱ级为融像；Ⅲ级为立体视。

（3）立体视觉检查：可用障碍阅读法、Worth 四点试验、同视机法、随机点立体图、Bagolini 线状镜等方法检查。

1）同视机法：使用不同的画片可检查三级功能。

同时知觉画片可查主观斜视角和客观斜视角。如主观斜视角等于客观斜视角为正常视网膜对应，如二者相差 5°以上则为异常视网膜对应；

融合画片为一对相同图形的画片，每张图上有一不同部分为控制点。先令患者将两画片重合并具有控制点，再将两镜筒臂等量向内和向外移动，至两画片不再重合或丢失控制点。向内移动范围为集合，向外移动范围为散开，二者相加为融合范围。正常融合范围为：集合 25°～30°，散开 4°～6°，垂直散开 $2^{\triangle}$～$4^{\triangle}$；

立体视画片双眼画片的相似图形有一定差异，在同视机上观察有深度感。

2）随机点立体图：制成同视机画片可检查看远的立体视，制成图片可检查看近的立体视。正常立体视锐度≤60 秒/弧。

6. 对比敏感度

（1）对比敏感度检查：引入调制传递函数概念，检查表根据灰度调制曲线的变化制成，其上有宽窄、明暗不同的条栅图，宽度的变化，反映条栅的空间函数；高度的变化，反映条栅的明暗对比函数。此检查反映空间、明暗对比二维频率的形觉功能。

（2）某些疾病，视力检查结果在正常范围时，对比敏感度检查的结果出现异常，常有高空间频率段的明暗分辨力下降，因此检查对比敏感度有助于早期发现及监测某些与视觉有关的眼病。

7. 视觉电生理　常用的检查有：视网膜电图（ERG）、

眼电图（EOG）与视诱发电位（VEP）。

（1）EOG：记录的是眼的静息电位，产生于 RPE。在暗适应与明适应状态下记录静息电位变化，比较变化中谷值与峰值。产生 EOG 的前提为光感受器细胞与 RPE 的接触及离子交换，EOG 异常可反映中毒性视网膜疾病，以及 RPE、光感受器细胞的疾病。

（2）ERG：记录闪光或图形刺激视网膜后的动作电位，反映整个视网膜的功能，用于各种视网膜疾病的辅助诊断。

1）闪光 ERG：一个负相的 a 波和一个正相的 b 波为其主要组成，叠加在 b 波上的一组小波为振荡电位。各波改变的临床意义：

①a 波和 b 波均下降：反映视网膜内层和外层均有损害，见于视网膜色素变性、脉络膜视网膜炎、玻璃体出血、广泛视网膜光凝后、铁质沉着症、铜质沉着症、视网膜脱离及药物中毒等；②b 波下降，a 波正常：提示视网膜内层功能障碍，见于先天性静止性夜盲症Ⅱ型、青少年视网膜劈裂症、小口病（延长暗适应时间，b 波可恢复正常）、视网膜中央血管阻塞等；③ERG 视锥细胞反应异常，视杆细胞反应正常：见于进行性视锥细胞营养不良、全色盲等；④OPs 波下降或消失：见于视网膜缺血状态，如糖尿病视网膜病变、视网膜静脉周围炎和视网膜中央静脉阻塞的缺血型等。

2）图形 ERG：由 P1 的正相波和其后 N1 的负相波组成，主要反映神经节细胞的功能改变，反映黄斑的功能，临床应用于黄斑病变、开角型青光眼等。

3）多焦 ERG：同时记录中央 30°视野内、100 多个视网膜位点上的 ERG。用三维立体图表示不同视网膜位点的功能电位图，结合视网膜的形态检查，有助于诊断及判断手术后视网膜功能。

（3）VEP：反映视网膜到视皮层任何部位神经纤维功能状况，也可判断黄斑功能。

1）P-100 波潜伏期延长、振幅下降：视神经和视路疾患。

2）P-100 波振幅正常而潜伏期延长：继发于脱髓鞘疾患的视神经炎。

3）伪盲：主观视力下降而 VEP 正常，表示非器质性损害。

4）可用于弱视治疗效果的检测。

5）可用于婴儿和无语言能力儿童的视力判断。

6）可用于预测屈光介质混浊患者术后视功能等。图形 VEP 的检查结果一般比闪光 VEP 的结果更可靠，但视力低于 0.3 时，应采用闪光 VEP 检查。

【复习思考题】

（1）正常视力标准？视力检查的注意事项与步骤？

（2）视野检查有哪些方法？正常视野的范围？

（3）什么是病理性视野？主要有哪几种？

（4）暗点有几种情况？各表示什么病变？常见于哪些疾病？

（5）色觉检查有哪些方法？最常见的色盲是哪种？

（6）视觉电生理检查有哪些方法？

（7）闪光 ERG 有什么组成？其波形改变有何临床意义？

（8）简述暗适应的概念。

（9）什么是立体视觉？有哪些检查方法？

三、眼部检查

【见习要求】

1. 掌握眼附属器检查、眼前节检查、裂隙灯生物显微镜检查、眼压测量、检眼镜检查。

2. 熟悉房角镜检查。

3. 了解眼底血管造影及眼科影像学检查。

【见习时数】 2 学时。

【见习准备】

1. 同学阅读材料中相关章节内容。

2. 教师挑选示范病人 1 人/小组。

3. 各项检查仪器 1 套（裂隙灯、检眼镜、房角镜、眼压计等）/小组。

【见习过程】

1. 讲授眼部检查要点，同学分组进行专科检查。

2. 同学回示教室汇报、归纳总结专科检查情况。

3. 结合专科检查具体情况，教师以提问的方式小结。

【知识精要】

1. 眼附属器检查

（1）眼睑：注意眼睑有无红肿、淤血、皮下气肿、瘢痕或肿物；有无内翻或外翻；双眼睑裂是否对称，上睑有无下垂及有无睑裂闭合不全。睫毛是否整齐、方向有无异常、是否变色、脱落，睫毛根部有无充血、鳞屑、脓痂或溃疡。

（2）泪器：有无泪点外翻或闭塞，有无泪囊区红肿压痛或瘘管，压挤泪囊是否有无分泌物自泪点溢出。有泪溢症，需检查泪道有无阻塞，常用方法有：

1）荧光素钠试验：将 1%～2%荧光素钠液滴入结膜囊内，2 分钟后擤涕，若同侧鼻孔内带绿黄色，表示泪道通畅。

2）泪道冲洗：用钝针头向下泪小点注入生理盐水，泪道通畅则有水流入口、鼻或咽部。

3）X线碘油造影或超声检查：可进一步了解泪道阻塞的部位及泪囊大小。

4）眼干燥症的检查：泪液分泌减少或其成分异常可引起眼干燥症。可采用Schirmer试验或泪膜破裂时间进行检查。

A. Schirmer试验

SchirmerⅠ试验：检测泪液的基础分泌量。用一条5mm×35mm 的滤纸，一端折弯 5mm，置于下睑结膜囊内侧1/3处，其他部分垂于皮肤表面，嘱轻闭双眼，5min 后，测量滤纸被泪水渗湿的长度。若检查前点了表面麻醉剂，该试验主要评价副泪腺功能，短于 5mm为异常；如不点表面麻醉剂，则评价泪腺功能，短于10mm为异常。

Schirmer Ⅱ试验：检测泪液的反射分泌量，即行鼻腔刺激后再行SchirmerⅠ试验。可用于鉴别Sjogren综合征与非 Sjogren 综合征水液性泪液不足，前者 Schirmer Ⅰ、Ⅱ试验均低下，后者SchirmerⅠ试验可能低于5mm，Schirmer Ⅱ试验一般正常。

B. 泪膜破裂时间（BUT）：在球结膜颞下方滴一滴2%荧光素钠，嘱患者眨眼数次，使荧光素在角膜上均匀分布后，再睁开眼，凝视前方，不得眨眼，此时检查者立即通过裂隙灯钴蓝色滤光片观察患者角膜，并同时计时，直到角膜上出现第一个黑斑时为止，时间短于 10s表明泪膜不稳定。

（3）结膜：依次检查睑结膜、穹隆部结膜、球结膜。观察颜色、透明与光滑度、有无充血、出血、水肿，有无异物或分泌物潴积，有无滤泡增生、乳头肥大、瘢痕、溃疡、睑球粘连，有无疱疹、色素沉着或新生物。应注意睫状充血与结膜充血的区别。

结膜充血：血管来源于结膜后动脉；远离角膜缘（近穹隆部）；颜色鲜红；推动结膜血管随之移动；无睫状体压痛；多见于结膜炎症。

睫状充血：血管来源于睫状前动脉；近角膜缘；颜色暗红；推动结膜血管不移动；可有睫状体压痛；多见于角膜炎症、虹睫炎、巩膜炎、青光眼等。

（4）眼球位置及运动：角膜位置是否正常，双眼直视时，高低位置是否相同，有无眼球震颤和斜视。嘱患者向左右上下及右上、右下、左上、左下八个方向注视，检查眼球运动，了解眼球向各方向转动有无障碍。眼球大小是否正常、有无突出或内陷。检测眼球突出度的方法有：

1）患者取坐位，头稍后仰，检查者立患者背后，同时用双手食指提高患者上睑，从后上方向前下方观察两眼突度是否对称。

2）Hertel 突眼计：将突眼计的两端卡在被检者眶外缘，嘱患者向前平视，检查者从反光镜中读出并记录两眼角膜顶点投影在标尺上的 mm 数。中国人正常平均值为 12～14mm，两眼相差不超过 2mm。

（5）眼眶：观察双眼眼眶是否对称，触诊眶缘有无缺损、压痛或肿物。

2. 眼球前段检查 常用简单方法是斜照法，即一手用聚光手电，从眼的侧方距眼约 2cm 处，斜照检查部位，另一手持 13D 的放大镜置于眼前，检查眼前段各部位。

（1）角膜：观察其大小、弯曲度、透明度及表面是否光滑。是否有异物、新生血管及混浊，感觉如何，是否有角膜后沉着物（KP）。

1）角膜荧光素染色：将无菌的 1%～2%荧光素钠涂于下穹隆部结膜上，1～2min 后观察，上皮缺损及角膜溃疡的部位呈黄绿色染色。

2）角膜弯曲度检查

A. Placido 板角膜弯曲度检查：为最简单方法。嘱受检者背光而坐，检查者将板的正面向着受检眼睑裂，再通过板中央圆孔，观察角膜上的黑白同心圆影像。规则而清晰的同心圆为正常影像，有规则散光时呈椭圆形，有不规则散光影像扭曲。

B. 角膜曲率计（keratometer）或角膜地形图检查：用于需配戴眼镜、进行屈光手术或人工晶状体植入术的患者，精确的测定角膜的曲率半径及屈光度。

3）角膜感觉检查：简单方法是用消毒棉签捻出一条纤维，将其尖端从侧面向被检者移近并触及角膜，角膜感觉减退者，将不引起瞬目反射，或两眼所需触力有明显差别。多见于疱疹病毒所致的三叉神经受损或角膜炎患者。

（2）巩膜：观察有无黄染、充血、结节及压痛。

（3）前房：注意前房的深浅，简单方法是用手电从外眦处侧照向内眦，深前房，鼻侧虹膜全被照亮；浅前房，鼻侧虹膜仅被照亮 1mm 或更少，此时有发生闭角性青光眼的潜在危险。观察房水有无混浊、积血、积脓。

（4）虹膜：注意其颜色、纹理，是否有新生血管、色素脱落、萎缩、结节，是否与角膜或晶状体粘连，是否有根部离断及缺损，是否有震颤。

（5）瞳孔：是否等大、等圆，边缘是否整齐，位置是否居中。在弥散自然光线下，正常成人瞳孔直径为 2.5～4mm。检查瞳孔和各种反射，有助于视路及全身病的诊断，分述如下。

1）直接光反射：在暗室内用手电筒照射受检眼瞳孔，该瞳孔迅速缩小，此反应由该眼瞳孔反射的传入和传出神经通路一起参与。

2）间接光反射：在暗室内，严密遮挡受检眼，使其不被手电筒照射，但能被检查者观察，用手电筒照射另眼时，受检眼瞳孔迅速缩小，此反应只需受检眼瞳孔反射传出途径的参与。

3）相对性传入性瞳孔障碍（RAPD），亦称 Marcus Gunn 瞳孔：患眼有传入性瞳孔障碍时，用手电筒照射健时，双眼瞳孔缩小；手电筒照射患眼时，双眼瞳孔不缩小；1s 间隔交替照射双眼，患眼瞳孔扩大，健眼瞳孔缩小。此体征常见于单眼的球后视神经炎等眼病。

4）集合反射：被检者注视一远方目标后立即注视 15cm 处自己的食指，此时两眼瞳孔缩小。

5）Argyll-Robertson 瞳孔：集合反射存在而直接光反射消失，见于神经梅毒。

（6）晶状体：观察晶状体有无混浊和脱位。

3. 裂隙灯生物显微镜检查

（1）裂隙灯生物显微镜检查及用途

1）由供照明的光源投射系统及供观察的放大系统两系统组成。

2）在强光下放大 10～16 倍。

3）可观察表浅的病变、深部组织及其前后关系。

4）附加前置镜、前房角镜、接触镜、三面镜，可检查玻璃体、前房角和眼底。

5）还可配备前房深度计、压平眼压计、照相机等。

（2）操作方法

1）检查在暗室或半暗室内进行。检查者根据自己的屈光度调节目镜和目镜间距。检查裂隙灯各关节是否活动良好。

2）用 75%酒精对颌托和额靠擦拭消毒，嘱受检者坐在裂隙灯前，调整座椅、检查台、颌托及裂隙灯显微镜的高度，使受检者下颌舒适地置于下颌托上，前额紧贴于额靠上。注意：调整后被检眼外眦部与头架侧方的刻线记号“-”对齐。

3）打开照明电源（开关），电源、灯光良好。光源一般从受检眼的颞侧射入，前后、左右及上下调节操纵杆，使裂隙灯光线聚焦于检查的部位，按照从前到后的顺序进行检查。

4）一般先用低倍镜进行检查。若需要观察某一部位的细微病变时，可换用高倍镜。并根据需要，调节裂隙灯与显微镜之间的夹角、光线强弱和裂隙光的宽窄。

5）弥散光照明法：以裂隙灯弥散宽光为光源，在低倍镜下将光源以较大角度斜向投向眼前部组织，进行直接观察。所得印象比较全面，且有立体感。

6）直接焦点照明法：最常用。操作时应使裂隙灯光线的焦点与显微镜的焦点联合对在一起。根据光带形态可分为宽光带照射法、窄光带照射法和圆点光照射法。

宽光带照射法：所用的裂隙灯光较宽，形成较宽的光学切面，可用于检查弥散光照射时所发现或未被发现的病变。

窄光带照射法：将裂隙灯光带尽量调窄，尽管照入的光线较弱，但周围背景更暗，这样便于观察病变的位置和细微改变。

圆点光照射法：将入射光调节为圆点状，用于观察房水的改变。

7）间接照明法：将裂隙灯光线聚焦在所观察目标

的旁边，借光线的折射观察目标。此时光线的焦点在目标旁，而显微镜的焦点在目标上。用此法可查出病变的深度。

8）后部反光照明法：将显微镜聚焦到检查部位，再将裂隙灯光线照射到所要观察组织的后方，借助后方组织反射回来的光线检查透明、半透明、正常或病变组织。适用于角膜和晶状体的检查。

9）角膜缘分光照明法：将光线从侧面照射角膜缘，使对侧角膜缘出现明亮环形光晕。正常角膜除此光晕及由巩膜突所形成的环形阴影外，角膜本身将无所见。此法可清晰观察角膜的各种病变。

10）镜面反光照明法：将光线从角膜颞侧照射，在角膜光带的颞侧有一反光区，将光学平行六面体与此反光区重合，即可出现镜面反光。借该区光度的增强，来检查该区的组织。用于观察角膜内皮细胞和晶状体前、后表面。

（3）注意事项

1）根据具体情况，可在结膜囊内滴入1%～2%荧光素钠液一滴（或在下穹隆部结膜放置荧光素滤纸条片刻），在裂隙灯钴蓝色下观察。

2）检查结膜、角膜、巩膜时，光源与显微镜的夹角一般为 40°左右；检查前房、晶状体和前部玻璃体时，夹角应小于 30°；检查后部玻璃体和眼底时，除需加用前置镜或三面镜等辅助设备外，夹角应小于 10°。

3）实际检查时，应根据具体情况综合使用裂隙灯显微镜的6种不同的检查方法，以免遗漏。

4. 前房角镜检查

（1）前房角和前房角镜

1）前房角：前壁、后壁及隐窝组成。①前壁：最前为 Schwalbe 线，呈白色、有光泽、略微突起，为角膜后弹力层终止处；继之为小梁网，为房水排出的通路，其上有色素附着；巩膜静脉窦即位于它的外侧；前壁的终点为白色的巩膜突；②隐窝（睫状体带）：是睫状体前端，呈黑色；③后壁：为虹膜根部。利用前房角镜。

2）前房角镜：有直接及间接房角镜两种，房角镜可查见前房角的各种结构，可发现前房角的细小异物、新生物及新生血管等病变。间接前房角镜较常用。

（2）前房角的宽窄与开闭的描述：前房角的宽窄与开闭的判断，对青光眼的诊断、分类、治疗及预防都具有重要意义。

1）Shaffer 分类法：根据静态检查下虹膜前表面和小梁网内表面所形成的夹角宽度把房角分成 5 级。0 级最窄，4 级最宽。4 级角（35°～40°）全部房角结构均可见；3 级角（20°～35°）巩膜突以上结构可见；2 级角（20°）小梁结构可见；1 级角（10°）Schwalbe 线及最前部的小梁可见；0 级角（0°）虹膜根部紧靠 Schwalbe 线邻近小梁。Shaffer 分类法中 3～4 级不可能发生房角关闭；2 级房角可能关闭；1 级房角很可能关闭。0～1 级为高危房角；2 级应定期随访。

2）Scheie 分类法：在眼球处于原位时（静态）能看见房角的全部结构者为宽角，否则为窄角，并进一步将窄角分为四级，即静态仅能看到部分睫状体带者为窄Ⅰ，只能看到巩膜突者为窄Ⅱ，只能看到前部小梁者为窄Ⅲ，只能看到 Schwalbe 线者为窄Ⅳ。

动态下，即在改变眼球位置或施加少许压力时可判断房角的开闭，若可见后部小梁则为房角开放，否则为房角关闭。

5. 眼压测量 眼压测量有指测法及眼压计测量法。

（1）指测法：是最简单的定性估计方法，测量时嘱被检者两眼向下注视，检查者将双手食指尖放在患者上睑皮肤面，两指交替轻压眼球，估计眼球硬度。高、中、低三种眼压，可通过触压自己的前额、鼻尖及嘴唇感受。记录时眼压正常以 Tn 表示，眼压增高的程度用 T+1～T+3 表示，眼压降低的程度用 T–1～T–3 表示。

（2）眼压计测量法

1）Goldmann 压平眼压计：附装在裂隙灯显微镜上，主要是由测压头、测压装置、重力平衡杆组成，患者坐位测量。当角膜被压平面直径达 3.06mm（面积 7.354mm^2）时，通过裂隙灯显微镜看到的两个半圆环的内缘正好相切，刻度鼓上所显示的压力数值即为测量的眼压。中央角膜厚度会影响其测量的眼压数值。如中央角膜厚，眼压值会高估，中央角膜薄（包括激光屈光性角膜切除术后），眼压值低估。

2）Schiotz 眼压计：为压陷式，其刻度的多少取决于压针压迫角膜向下凹陷的程度，测量值受球壁硬度的影响。球壁硬度显著异常者，测量值会偏高或偏低，可用两个砝码测量后，查表校正，消除球壁硬度造成的误差。检方法如下：①患者仰卧低枕位，表面麻醉 2～3 次；②准备眼压计：测试眼压计摩擦力，在试板上指针是否指零，用 75%酒精棉球消毒底板待干；③测量：患者举左手，伸出食指作为注视点，使角膜位水平正中位；检查者右手持眼压计，左手用拇指及食指分开上下眼睑，固定于眶缘，勿使眼球受压；将眼压计底板垂直放在角膜中央，先用 5.5g 砝码，读指针刻度，读数若小于 3，需更换更重的砝码测量。测毕结膜囊内滴抗生素眼液；④由刻度读数查表得出眼压的实际数字。

3）非接触眼压计：其原理是利用压力具有线性增加

特性的可控空气脉冲，使角膜中央部压平到一定的面积，监测系统感受角膜表面反射的光线，记录压平此面积的时间，并将其换算为眼压值。优点是避免了交叉感染，可用于表面麻醉剂过敏的患者。缺点是不够准确。

6. 检眼镜检查 常用有直接和间接两种。

（1）直接检眼镜检查：放大约 16 倍，所见眼底为正像。可散瞳或不散瞳检查。检查顺序及内容如下：

1）彻照法：观察眼的屈光介质有无混浊。镜片转盘拨到+8D～+10D，距被检眼 10～20cm。瞳孔区呈橘红色反光为正常，红色反光中出现黑影，表示屈光介质混浊。患者转动眼球时，如混浊位于晶状体前方，则黑影移动方向与眼动方向一致；如位于晶状体后方，则相反；如晶状体混浊则不动。

2）将转盘拨到“0”处，距受检眼 2cm 处，检查者拨动转盘止到看清眼底。患者向正前方注视，检眼镜光源经瞳孔偏鼻侧约 15°可见视盘，沿血管走向观察视网膜及血管情况，患者注视检眼镜灯光，可检查黄斑部。

3）眼底记录内容：记录视盘大小形状、颜色、边界和凹陷；视网膜血管的管径大小和均匀性、颜色、形态、动静脉比例、有无搏动及交叉压迫征；黄斑部及中心凹光反射是否存在；视网膜有否渗出、出血、色素增生或脱失，描述其大小形状、数量等。

（2）双目间接检眼镜：需散瞳检查。所成为倒虚像，有立体感，放大倍数较直接检眼镜小，但可见范围较大。能比较全面地观察眼底，有利于查找视网膜裂孔，可在直视下进行视网膜裂孔封闭等操作。主要用于：①各类视网膜脱离；②肿物、炎症、渗出和寄生虫等各类眼底病所致的隆起不平；③眼内异物，屈光介质透明。尤其是睫状体平坦部异物；④用直接检眼镜观察困难的屈光介质欠清或高度屈光不正者。

7. 眼底血管造影

（1）从肘静脉将造影剂注入，利用有特定滤光片的眼底照相机，拍摄眼底血管及其灌注的过程。有荧光素血管造影（FFA）及吲哚青绿血管造影（ICG）两种。前者主要反映视网膜血管的情况；后者反映脉络膜血管的情况，可发现脉络膜渗漏、新生血管等。

（2）FFA 异常眼底荧光的特点及意义

1）强荧光

A. 透见荧光：见于视网膜色素上皮萎缩和先天性色素上皮减少。特点：在造影早期出现，与脉络膜同时充盈，造影晚期随着脉络膜染料的排空而减弱或消失；在造影晚期其荧光的形态和大小无变化。

B. 异常血管及其吻合：如血管迂曲扩张、微动脉瘤，常见于视网膜静脉阻塞、糖尿病视网膜病变、视网膜前膜、先天性血管扩张、视乳头水肿、视乳头炎等。

C. 新生血管形成：可发生在视网膜、视网膜下或视盘上，并可进入玻璃体内。新生血管可引起荧光素渗漏。视网膜新生血管形成主要因视网膜缺血所致，常见于糖尿病视网膜病变、视网膜静脉阻塞、视网膜静脉周围炎等。有些疾病可引起脉络膜新生血管形成，如年龄相关性黄斑变性、病理性近视等。

D. 视网膜渗漏：由于视网膜血管内皮和视网膜色素上皮屏障受破坏，染料渗入到组织间隙的结果。特点是出现在造影晚期。黄斑血管渗漏常表现为囊样水肿。

E. 脉络膜渗漏：分为池样充盈和组织染色。

池样充盈又称为积存，荧光形态和亮度随时间的进展越来越大，越来越强，荧光维持时间达数小时之久。荧光素积聚在视网膜感觉层下（边境不清）与色素上皮层下（边界清）。

组织染色，指视网膜下异常结构或物质可因脉络膜渗漏而染色，以致形成晚期强荧光，如玻璃膜疣染色、黄斑瘢痕染色。

2）弱荧光

A. 荧光遮蔽：正常情况下应显示荧光的部位，由于其上存在混浊物质，如血液、色素，使荧光明显减弱或消失。

B. 血管充盈缺损：由于血管阻塞，血管内无荧光充盈所致的低荧光。如无脉病、颈动脉狭窄、眼动脉或视网膜中央动脉阻塞。视网膜静脉病变可致静脉充盈不良。如果毛细血管闭塞可形成大片无荧光的暗区，称为无灌注区，常见于糖尿病视网膜病变、视网膜静脉阻塞等。

8. 眼科影像学检查

（1）眼超声检查：有A型超声、B型超声扫描及彩色多普勒成像（CDI）等。

（2）电子计算机体层扫描（CT）。

（3）磁共振成像（MRI）。

（4）眼科计算机图像分析：有角膜地形图、角膜共焦显微镜、角膜内皮镜、扫描激光偏振仪、扫描激光地形图、干涉光断层扫描仪（OCT）、超声生物显微镜（UBM）等。

【复习思考题】

（1）眼干燥症检查有哪些方法？如何操作？

（2）各种反射怎样进行？有何意义？

（3）裂隙灯活体显微镜的用途？操作方法？

（4）前房角的组成？常用房角分类法有哪些？如何分类？

（5）眼压测量有哪些方法？各有何特点？如何进行

检查？

（6）检眼镜有几种？如何进行直接检眼镜检查？

（7）双目间接检眼镜的特点？适用于怎样的患者？

笔记栏

（王　智）

见习二 眼 睑 病

一、眼 睑 炎 症

【见习要求】

1. 掌握睑腺炎、睑板腺囊肿、睑缘炎的病因、临床表现及治疗。

2. 熟悉接触性皮炎、病毒性睑皮炎的病因、临床表现及治疗。

【见习时数】 1学时。

【见习准备】

1. 同学阅读材料中相关章节内容。

2. 教师挑选临床典型病人1人/小组。

3. 各项检查仪器1套/小组。

【见习过程】

1. 讲授病史采集、眼部检查要点，同学分组进行采集病史，并做专科检查。

2. 同学回示教室汇报病历摘要、阳性体征。

3. 同学归纳总结病例特点，作出诊断，并说明诊断依据。

4. 结合病人的具体实际，教师以提问的方式小结。

【病史采集要点】

1. 现病史

（1）发病情况：缓慢或急骤起病？

（2）发病的原因或诱因：发病前是否受凉、高热、上呼吸道感染、疲劳、接触过敏物？是否有屈光不正、视力疲劳、营养不良？

（3）主要症状：是否瘙痒、疼痛、畏光、流泪、异物感、眼睑痉挛、视力障碍？

（4）伴随症状：有无耳前淋巴结肿大、压痛、发热？

（5）诊疗情况：在何处就诊过？做过何种检查？做何处理及疗效如何？

（6）一般情况：精神、体力、饮食、大小便如何？体重有何变化？

2. 其他相关病史

（1）有无药物过敏史；

（2）既往病史（如烧伤、炎症、创伤或手术等）。

【体查要点】

1. 眼睑：眼睑有无外翻，皮下是否可扪及硬结、硬结与皮肤有无粘连、有无压痛与脓点、有无红、肿、热、痛等急性炎症表现，眼睑皮肤有无丘疹、水泡、渗液、肉芽组织或肥厚粗糙，睑缘有无肿胀、充血、糜烂，睫毛有无脱落、有无倒睫、睫毛根部有无鳞屑、脓痂与溃疡，有无秃睫。

2. 泪小点有无外翻。

3. 结膜：有无充血水肿、睑结膜面有无肉芽组织。

4. 角膜有无浸润或溃疡。

5. 淋巴结：有无耳前淋巴结肿大。

6. 有无发热、寒战等全身症状，神志是否清楚。

【知识精要】

1. 睑腺炎

（1）病因：常见为葡萄球菌感染眼睑腺体而引起，特别是金黄色葡萄球菌。

（2）临床表现：分外睑腺炎和内睑腺炎两种，前者为睫毛毛囊或其附属的皮脂腺或变态汗腺的感染，后者为睑板腺的感染。眼部有红、肿、热、痛等急性炎症表现，病变处可扪及硬结，有明显压痛，2～3d 后，可形成黄色脓点，脓点破溃后炎症明显减轻，可有球结膜水肿、睑结膜充血、同侧耳前淋巴结肿大和压痛。在病菌致病力强，或体弱、抵抗力差的患者，可发展为眼睑蜂窝织炎，伴有发热、寒战、头痛等全身症状，甚至引起败血症或海绵窦栓塞等严重危及生命的并发症。

（3）诊断：根据临床表现即可诊断。很少需要进行细菌培养来确定致病细菌。

（4）治疗：①脓肿尚未形成时局部热敷，切勿挤压和切开；②局部滴用抗生素滴眼液；③脓肿形成应切开排脓，外睑腺炎作与睑缘相平行的皮肤面切口，脓肿较大时，需放置引流条。内睑腺炎作与睑缘相垂直的睑结膜面切口；④发生眼睑蜂窝织炎、海绵窦脓毒栓塞或败血症时，应及时足量全身使用以抑制金黄色葡萄球菌为主的广谱抗生素，并对脓液或血液进行细菌培养和药敏试验，根据结果选择敏感的抗生素。

2. 睑板腺囊肿

（1）病因：睑板腺分泌物阻塞所引起的无菌性慢性肉芽肿性炎症。

（2）临床表现：青少年或中年人多见，表现为眼睑皮下无痛性圆形硬块，一般与皮肤无粘连，大小不一，如果突出于睑结膜面，对应的睑结膜呈紫红色或灰红色。少数囊肿可自行吸收，大多数长期不变或逐渐长大。部分可自行破溃，在睑结膜面或在皮下形成肉芽组织。继发感染者有与内睑腺炎的相同临床表现。

（3）诊断：根据患者无痛性眼睑硬结，可以诊断。对 40 岁以上或复发者，应作切除物病理检查，排除睑板腺癌。

（4）治疗：囊肿较小时可无须治疗，试行热敷或向囊肿内注射糖皮质激素等促进吸收，但疗效一般不可靠，需手术刮除。手术切口应在睑结膜面并与睑缘垂直。

3. 睑缘炎

（1）病因：睑缘、睫毛毛囊及其腺组织的亚急性或慢性炎症。

（2）临床表现：鳞屑性、溃疡性和眦部睑缘炎三种。

1）鳞屑性睑缘炎：有眼痒、刺痛和烧灼感等自觉症状。睑缘肿胀充血、睫毛和睑缘表面有上皮鳞屑附着，睫毛根部可见黄色蜡样分泌物，干后结痂。去除鳞屑和痂皮后，可见睑缘充血，无溃疡或脓点。睫毛容易脱落，但可再生。长期不愈者，睑缘肥厚、后唇圆钝，可形成泪小点外翻，发生泪溢。

2）溃疡性睑缘炎：自觉症状与鳞屑性睑缘炎相同但更重，睑缘充血、肿胀，有小脓疱散布在睫毛根部，并有痂皮覆盖，去除痂皮，可见脓液和小溃疡。睫毛随痂皮脱落后常不能再生，形成秃睫。溃疡愈合后，瘢痕组织收缩，使睫毛生长方向改变，形成睫毛乱生，如睫毛触及角膜，可引起角膜损伤。长期不愈，可伴有慢性结膜炎和睑外翻，泪溢等。

3）眦部睑缘炎：常双眼发病，以外眦部多见，有眼部痒、异物感与烧灼感等自觉症状。严重者，内眦部也可受累。眦部睑缘与皮肤充血、肿胀、糜烂，常伴邻近结膜的慢性炎症。

（3）诊断：根据临床表现即可诊断。

（4）治疗

1）寻找并去除各种全身与局部诱因，如矫正屈光不正，治疗全身性慢性病，少吃刺激性食物，增加营养，增强抵抗力。

2）睑缘用生理盐水或3%硼酸溶液每日彻底清洁，除去鳞屑或脓痂，使毛囊中的脓液引流通畅。

3）局部应用抗生素与皮质激素类眼药水与眼膏，眦部睑缘炎为抑制莫-阿双杆菌所产生的酶，可用0.25%～0.5%硫酸锌滴眼液。痊愈后继续用药2周，防止复发。

4）眦部睑缘炎口服用维生素B2或复合维生素B。

5）眼部热敷、睑缘按摩。

4. 病毒性睑皮炎

（1）病因：由单纯疱疹病毒或带状疱疹病毒所引起的睑皮炎。

（2）临床表现：常见的以下两种。

1）单纯疱疹病毒性睑皮炎：又称热性疱疹性睑皮炎。病变发生部位以下睑多见，与三叉神经眶下支分布范围相符。有刺痛、烧灼感等自觉症状，眼睑皮肤出现丘疹，多个或成簇状，后形成水疱，半透明，周围有红晕，眼睑红肿，水疱常溃破，1周后充血肿胀减轻，水疱干涸，结痂脱落，一般无瘢痕，有时有色素沉着。个别病例复发，可累及角膜。

2）带状疱疹病毒性睑皮炎：发病前常有全身不适、发热的前驱症状，接着在三叉神经分布区出现剧烈疼痛。几天后，眼睑、前额、颊部及上唇等部位皮肤出现透明小泡，成簇状，皮肤潮红、肿胀。疱疹的分布以不越过睑和鼻的中心界限为特征。小泡基底有红晕，泡群之间皮肤正常。数日后，疱疹内液体混浊，继而化脓，形成溃疡，约2周后干涸结痂脱落，愈合后留下瘢痕，有色素沉着。皮肤感觉在炎症消退数月后才能恢复。病变可累及角膜与虹膜，发生带状疱疹性炎症，特别当鼻翼出现疱疹，鼻睫神经受到侵犯时，更可能发生。

（3）诊断：根据病史、典型的眼部表现即可诊断。

（4）治疗

1）注意休息、避光、保持患处清洁、预防感染、给予止痛与镇静剂。

2）疱疹未破时，局部无需用药。

3）疱疹破溃无继发感染时，局部皮肤处涂敷 3%阿昔洛韦眼膏、0.5%碘苷眼膏等。

4）继发感染时加用抗生素滴液湿敷。

5）抗病毒眼液滴眼，防止角膜受累。

6）重症患者需静滴或口服抗病毒药物、抗生素及糖皮质激素。

5. 接触性皮炎

（1）病因：眼睑皮肤对某种致敏原的过敏反应。药物性皮炎最为典型。

（2）临床表现：自觉痒及烧灼感。急性期眼睑红肿，皮肤出现丘疹、水泡、脓泡及微黄黏稠渗液，以后渗液逐步减少，水泡结痂脱落，眼睑红肿减轻，皮肤脱屑变得肥厚粗糙，呈苔藓状，部分病例睑结膜也充血肥厚。

（3）诊断：根据病史和睑皮肤湿疹样的临床表现即可诊断。

（4）治疗

1）立即停止与致敏原的接触。

2）急性期用生理盐水或 3%硼酸溶液冷湿敷患处，切勿包扎。

3）糖皮质激素滴眼液滴眼，如 0.1%的氟美童或典必舒眼液。

4）患处停止渗液后，涂敷糖皮质激素眼膏。

5）口服维生素 C 及抗组胺类药物。

6）严重病例可全身应用糖皮质激素，如口服泼尼松。

【复习思考题】

1. 简答题

（1）睑腺炎的病因是什么？分几种？手术时应注意

什么？

（2）睑缘炎的病因是什么？有哪几种？如何治疗？

（3）简述单纯疱疹病毒性睑皮炎的病因、临床表现与治疗。

2. 病史采集训练

某男，27岁，因眼睑、前额出现水泡，剧烈疼痛，伴全身不适、发热4天入院。请围绕主诉采集相关病史。

3. 病例分析

找一接触性皮炎典型病例，要求做出以下分析：

（1）诊断及诊断依据。

（2）治疗原则。

二、睑板腺囊肿切除术

【见习要求】

1. 掌握睑板腺囊肿切除术的适应证及禁忌证。

2. 掌握睑板腺囊肿切除术的操作流程。

【见习时数】 1学时。

【见习过程】

1. 讲授睑板腺囊肿切除术的适应证及禁忌证、操作流程。

2. 教师给学生示范睑板腺囊肿切除术操作过程。

3. 结合操作，教师和学生共同分析及小结。

【知识精要】

1. 适应证

（1）睑板腺囊肿较大，眼睑皮肤明显隆起者。

（2）睑板腺囊肿破溃，形成肉芽组织时。

2. 禁忌证

（1）睑板腺囊肿继发感染，炎症未得到控制时。

（2）结膜、角膜急性炎症期。

3. 麻醉

（1）表面麻醉。

（2）睑板腺囊肿周围皮下及穹隆部结膜下局部浸润麻醉。

4. 操作流程

（1）术眼常规消毒、铺无菌巾。再次确认囊肿的位置、数量，以免遗漏。

（2）用睑板腺囊肿镊子夹住囊肿并翻转眼睑。

（3）从睑结膜面以尖刀片刺入并切开囊肿，切口与睑缘垂直。

（4）用小刮匙伸入切口，将囊肿内容物彻底刮除干净。用有齿镊夹住囊壁，并用剪除囊壁。

（5）如囊肿的囊壁靠近皮肤面，皮肤很薄，术中有破溃危险时，可从睑皮肤面做平行于睑缘的切口，进入囊腔。当去除囊壁后，缝合皮肤面。

（6）去除睑板腺囊肿夹，复位眼睑，纱布压迫止血数分钟。术毕时结膜囊内涂抗菌药物眼膏，以眼垫遮盖，必要时加压包扎。

5. 注意事项

（1）术后次日眼部换药，滴抗生素眼药水或涂抗菌药物眼药膏。有皮肤缝线者，术后 5～7d 可拆线。

（2）如睑板腺囊肿破溃后形成肉芽肿，应先剪除后再刮除囊肿内容物。

（3）老年人睑板腺囊肿，特别是睑缘复发性囊肿，应对刮除物行病理检查，以排除睑板腺癌。

（4）靠近内眦部囊肿切除时，可在泪小管内滞留泪道探针再手术，以免术中伤及泪小管。

【复习思考题】

（1）睑板腺囊肿切除术的适应证和禁忌证？

（2）睑板腺囊肿切除术术后相关注意事项有哪些？

三、眼 睑 肿 瘤

【见习要求】

1. 掌握眼睑血管瘤、色素痣、基底细胞癌的临床表现及治疗原则。

2. 熟悉黄色瘤、鳞状细胞癌、皮脂腺癌的临床表现及治疗原则。

【见习时数】 1学时。

【见习准备】

1. 同学阅读材料中相关章节内容。

2. 教师挑选临床典型病人1人/小组。

3. 各项检查仪器1套/小组。

【见习过程】

1. 讲授病史采集、眼部检查要点，同学分组进行采集病史，并做专科检查。

2. 同学回示教室汇报病历摘要、阳性体征。

3. 同学归纳总结病例特点，作出诊断，并说明诊断依据。

4. 结合病人的具体实际，教师以提问的方式小结。

【病史采集要点】

1. 现病史

（1）发病情况：先天性、缓慢或急骤起病？

（2）发病的原因或诱因：有无光化学损伤，有无糖尿病、高血脂症。

（3）主要症状：有无异物感、破溃出血、流泪、刺痛、泪溢、视力障碍、屈光不正。

（4）伴随症状：有无全身无力等伴随症状。

（5）诊疗情况：在何处就诊过？做过何种检查？做

何处理及疗效如何？

（6）一般情况：精神、体力、饮食、大小便如何？体重有何变化？

2. 其他相关病史

（1）有无糖尿病、高脂血症等病史。

（2）有无睑板腺囊肿、长期光化学损伤等病史。

【体查要点】

1. 肿块位置、大小、质地、边界是否清楚、有无触痛及压痛、有无血管长入、有无破溃出血。

2. 眼睑：有无上睑下垂或闭合不全；有无睑内翻或外翻；眼睑运动情况，双眼睑裂是否对称，眼睑皮肤有无缺损或瘢痕，有无倒睫。

3. 结膜：有无充血水肿。

4. 有无淋巴结肿大，肺部、肝、脾、肾脏检查有无异常改变。

5. 体温、脉搏、呼吸、血压、神志。

【知识精要】

1. 眼睑血管瘤

（1）临床表现：毛细血管瘤出生时即有，生长迅速，至 7 岁时常自行消退；部位表浅者呈鲜红色，部位较深者呈蓝色或紫色；一般无刺激症状；深部血管瘤可因压迫作用产生散光，导致屈光参差、斜视或弱视。“火焰痣”无明显生长与退缩。海绵状血管瘤为成人眼眶最常见良性肿瘤，常在 10 岁前发生，不会自行退缩。

（2）治疗：肿瘤所致睁眼困难、阻挡瞳孔时应及时治疗。首选血管瘤内注射长效糖皮质激素，无效时改为冷冻或部分手术切除。瘤内注射糖皮质激素对“火焰痣”无效，可考虑激光手术治疗。

2. 色素痣

（1）临床表现：眼睑先天性扁平或隆起的病变，境界清楚。交界痣，扁平色素斑疹、圆形或椭圆形，生长缓慢；皮内痣，一般为隆起，色素很少；复合痣，棕色，为交界痣与皮内痣结合在一起；蓝痣，扁平，出生即有色素；先天性眼皮肤黑色素细胞增多症，又称太田痣。

（2）治疗：如无迅速增大变黑及破溃出血等恶变情况时，不需手术。

3. 黄色瘤

（1）临床表现：常见于老年人，病变位于上睑近内眦部，呈柔软的扁平黄色斑，稍隆起，境界清楚。

（2）治疗：除非为美容可手术切除，否则不必治疗。

4. 基底细胞癌

（1）临床表现：多见于中老年人，好发于下睑近内眦部。无疼痛感。初起时为小结节，隆起较高，质地坚硬，生长缓慢。随病变进展，肿瘤中央部开始出现溃疡，其边缘潜行，形如火山口，向周围组织侵蚀。罕有转移。

（2）治疗：早起切除后行反射治疗。手术切除范围应足够大。

5. 鳞状细胞癌

（1）临床表现：多见于中老年人，好发于睑缘皮肤黏膜移行处。生长缓慢，无疼痛感。初起时像乳头状瘤，后逐渐形成溃疡。边缘稍隆起，质地坚硬，可发生坏死和继发感染。可经淋巴系统向远处淋巴结转移。

（2）治疗：以手术为主。手术切除后再行反射治疗。

6. 皮脂腺癌

（1）临床表现：多发于中老年妇女，好发于上睑。常起源于睑板腺和睫毛皮脂腺。初起时为睑皮下小结节，与睑板腺囊肿相似。相应结膜面呈黄色隆起。当肿块逐渐增大后，可形成溃疡或呈菜花状。表面皮肤正常。可经淋巴管发生转移。

（2）治疗：早期局限时应手术切除。晚期手术后极易复发。

【复习思考题】

1. 简答题

（1）毛细血管瘤的临床特点及治疗原则。

（2）简述色素痣的组织学分型。

（3）简述基底细胞癌的病因、临床表现及治疗原则。

2. 病史采集训练 某女，76岁，因发现左眼上睑长一新生物3个月入院。请围绕主诉采集相关病史。

3. 病例分析 找一基底细胞癌典型病例，要求做出以下分析：

（1）诊断及诊断依据。

（2）治疗原则。

四、眼睑位置、功能和先天异常

【见习要求】

1. 掌握倒睫与乱睫、睑内翻、睑外翻、眼睑闭合不全、上睑下垂的临床表现及治疗原则。

2. 熟悉倒睫与乱睫、睑内翻、睑外翻、眼睑闭合不全、上睑下垂的病因。

3. 了解眼睑先天异常

【见习时数】 1学时。

【见习准备】

1. 同学阅读材料中相关章节内容。

2. 教师挑选临床典型病人1人/小组。

3. 各项检查仪器1套/小组。

【见习过程】

1. 讲授病史采集、眼部检查要点，同学分组进行采集病史，并做专科检查。

2. 同学回示教室汇报病历摘要、阳性体征。

3. 同学归纳总结病例特点，作出诊断，并说明诊断依据。

4. 结合病人的具体实际，教师以提问的方式小结。

【病史采集要点】

1. 现病史

（1）发病情况：先天性、缓慢或急骤起病？

（2）发病的原因或诱因：有无沙眼、角膜炎症，有无全身麻醉或昏迷，有无面神经麻痹。

（3）主要症状：有无异物感、畏光、流泪、刺痛、泪溢、视力障碍。

（4）伴随症状：有无全身无力等伴随症状。

（5）诊疗情况、药物治疗效果及病情发展演变。

（6）一般情况：精神、体力、饮食、大小便如何？体重有何变化？

2. 其他相关病史

（1）有无甲状腺功能亢进病史。

（2）有无烧伤、创伤或手术史等。

（3）有无重症肌无力病史。

【体查要点】

1. 眼睑：有无上睑下垂或闭合不全；有无睑内翻或外翻；眼睑运动情况，双眼睑裂是否对称，眼睑皮肤有无缺损或瘢痕，有无倒睫或双行睑，有无内眦赘皮。

2. 结膜：有无充血，瘢痕、肥厚、干燥、角化。

3. 角膜：有无上皮脱落、浸润、溃疡、血管新生、上皮角化。

4. 体温、脉搏、呼吸、血压、体位、神志。

【知识精要】

1. 倒睫与乱睫

（1）病因：各种可引起睑内翻的因素，睑缘部或眼睑的瘢痕，先天畸形等，均可导致倒睫与乱睫。

（2）临床表现：患者有异物感，可伴眼痛、流泪。检查可见睫毛向后或不规则生长，有时触及眼球，导致结膜充血，角膜上皮脱落、浅层混浊、溃疡、血管新生、上皮角化等。

（3）治疗：数根倒睫，可拔除或电解破坏毛囊。倒睫多时手术矫正。

2. 睑内翻

（1）病因：主要由沙眼等原因引起的睑结膜及睑板瘢痕性收缩所致，也可由角膜炎症、倒睫、老年性、先天性等因素引起。

（2）临床表现：睑内翻：有先天性、痉挛性、瘢痕性三类，患者自觉异物感、畏光、流泪、刺痛等。眼睑向眼球方向翻转，睫毛常触及角膜，导致角膜上皮脱落、角膜溃疡、新生血管、混浊，视力下降。

（3）治疗

1）及时治疗原发病。

2）瘢痕性睑内翻手术治疗。

3）先天性睑内翻：小于 5 岁患者可暂不处理。大于 5 岁，眼睑仍内翻且睫毛刺激角膜者，可手术治疗。

4）老年性睑内翻可局部注射肉毒杆菌毒素，无效时手术治疗。

5）角膜炎症等引起的急性痉挛性睑内翻，应控制炎症。

3. 睑外翻

（1）病因：眼睑皮肤面瘢痕性收缩、面神经麻痹、老年人眼轮匝肌功能减弱，眼睑皮肤及外眦韧带松弛等原因所致，后两者均为下睑外翻。

（2）临床表现：可分为瘢痕性、老年性、麻痹性睑外翻三类。检查时见睑缘向外翻转离开眼球，轻者泪溢，重者睑结膜充血、肥厚、干燥甚至角化，伴有眼睑闭合不全时使角膜上皮干燥脱落，引起暴露性角膜炎，甚至角膜溃疡。

（3）治疗：瘢痕性、老年性睑外翻须手术治疗，治疗面瘫是治疗麻痹性睑外翻的关键，可局部使用人工泪液和眼膏，眼垫遮盖或将睑缘暂时逢合，以保护角膜与结膜。

4. 眼睑闭合不全

（1）病因：主要原因为面神经麻痹，瘢痕性睑外翻次之。其他如甲状腺病性突眼等原因造成的眼眶容积与眼球大小的比例失调，全身麻醉或昏迷时的暂时性兔眼，正常人睡眠时的生理性兔眼等。

（2）临床表现：患者多泪溢，检查时见上下眼睑不能完全闭合，轻度患者结膜充血、肥厚、干燥与角化，重度患者角膜暴露，表面干燥，上皮脱落，荧光素着色，引起暴露性角膜炎，甚至角膜溃疡。

（3）治疗

1）针对不同病因采取不同的治疗方式。

2）瘢痕性眼睑闭合不全需手术治疗。

3）甲状腺病性突眼可行放射或眶减压术。

4）局部使用人工泪液、抗生素眼液和眼膏，眼垫遮盖或将睑缘暂时逢合，以保护角膜与结膜。

5. 上睑下垂

（1）病因：动眼神经核或提上睑肌发育不良等先天

性因素或重症肌无力等获得性因素所致。可分为先天性或获得性。

（2）临床表现：可为双侧或单侧。检查见眼向前注视时，上睑缘约遮盖上部角膜超过 2mm。上睑下垂较明显者眼睑皮肤光滑、薄且无皱纹。瞳孔不被遮盖者，视力正常，影响外观。瞳孔被部分或全部遮盖时，可引起不同程度的视功能损害，甚至形成弱视。重症肌无力所引起的上睑下垂以晨轻夜重为特点，新斯的明注射后症状减轻。

（3）治疗

1）先天性上睑下垂：手术治疗是其主要手段，特别是瞳孔被遮盖时应尽早手术，同时进行弱视治疗。

2）获得性上睑下垂：针对病因进行治疗，系统治疗半年以上无效时可考虑手术。

6. 内眦赘皮　是一种较常见的先天性异常，多为双眼，皮肤皱褶从上睑起沿内眦部走行，呈新月形，至下睑消失，个别患者赘皮逆向生长。皮肤皱褶常遮盖内眦部，形似共同性内斜视，应注意鉴别。患者常合并小睑裂等其他先天性异常。一般无需治疗或行整容手术，合并其他先天性异常酌情手术。

7. 先天性睑裂狭小综合征　为常染色体显性遗传，睑裂水平与垂直径明显小于正常，常伴上睑下垂、逆向内眦赘皮等颜面部异常发育，两眼内眦间距扩大，下泪点外方偏位，呈特殊面容，可行手术整容。

8. 双行睑（副睫毛）　为先天性发育异常，在睑板腺开口处，正常睑毛根部的后方，另有一行睫毛生长。轻者结膜囊内涂眼膏或佩戴角膜接触镜保护角膜，重者电解破坏副睫毛毛囊或手术治疗。

9. 先天性眼睑缺损　本病不多见，多为单眼上睑、缺损部位多位于眼睑中央偏内侧，形状多为基底位于睑缘的三角形。手术治疗。

【复习思考题】

1. 简答题

（1）睑外翻分几种？如何治疗？

（2）简述眼睑闭合不全的临床表现与治疗措施。

（3）重症肌无力所致上睑下垂的特点。

2. 病史采集训练 某男，27岁，因自幼左眼上眼皮下垂入院。请围绕主诉采集相关病史。

3. 病例分析 找一睑内翻典型病例，要求做出以下分析：

（1）诊断及诊断依据。

（2）治疗原则。

笔记栏

（肖 勇）

见习三　泪器病、眼表疾病

一、泪液分泌系统疾病

【见习要求】

1. 掌握急、慢性泪腺炎的病因、临床表现、诊断和治疗。

2. 掌握泪腺肿瘤的临床表现、诊断和治疗。

3. 掌握泪液分泌异常的病因、临床表现、诊断和治疗。

【见习时数】　1学时。

【见习准备】

1. 同学阅读材料中相关章节内容。

2. 教师挑选临床典型病人1人/小组。

3. 各项检查仪器1套/小组。

【见习过程】

1. 讲授病史采集、眼部检查要点，同学分组进行采集病史，并做专科检查。

2. 同学汇报病历摘要、阳性体征。

3. 同学归纳总结病例特点，作出诊断，并说明诊断依据。

4. 结合病人的具体实际，教师以提问的方式小结。

【病史采集要点】

1. 现病史

（1）发病情况：缓慢或急骤起病?

（2）发病的原因或诱因：发病前是否受凉感冒、高热、上呼吸道感染、全身感染?

（3）主要症状：是否局部红、肿、热、痛、上睑水肿下垂、异物感、分泌物增加?

（4）伴随症状：有无耳前淋巴结肿大、发热、全身不适?

（5）诊疗情况：在何处就诊过?做过何种检查?做何处理及疗效如何?

（6）一般情况：精神、体力、饮食、大小便如何?体重有何变化?

2. 其他相关病史

（1）有无药物过敏史。

（2）既往病史（如局部用药史、烧伤、炎症、创伤或手术等）。

【体查要点】

1. 体温、脉搏、呼吸、血压、体位、神志。

2. 眼睑：有无内翻、外翻、上睑下垂，局部是否有肿胀、压痛，下睑和面颊部有无湿疹。

3. 泪腺：有无红、肿、热、痛，触诊局部有无实质性包块，局部触诊是否有波动感。

4. 眼球：眼球运动是否自如、眼球是否有受压移位、有无眼球突出、有无复视现象、触诊局部是否有包块、有无压痛。

5. 结膜：有无充血、水肿，有无黏脓性分泌物。

6. 淋巴结及淋巴腺：有无耳前淋巴结肿大。

7. 有无畏寒、发热等全身症状。

【知识精要】

1. 急性泪腺炎

（1）病因：多为细菌、病毒感染所致，致病菌以金黄色葡萄球菌或淋病双球菌常见，感染途径可为眼睑、结膜、眼眶或面部化脓性炎症直接扩散，远处化脓性病灶转移，或来源于全身感染。

（2）临床表现：局部红、肿、热、痛。

（3）专科检查：可扪及耳前淋巴结可肿大。触诊可扪及包块，有压痛，结膜充血、水肿，有黏性分泌物。提起上睑，可见泪腺组织充血肿大。急性泪腺炎病程通常短暂，经治疗后可缓解，或转为亚急性或慢性。也可形成脓肿。

（4）诊断：可根据临床表现及体征。

（5）治疗：根据病因和症状治疗。细菌、病毒感染，应全身应用抗生素或抗病毒药物，局部热敷。脓肿形成时，应及时切开引流，睑部泪腺炎可通过结膜切开，眶部泪腺脓肿则可通过皮肤切开排脓。

2. 慢性泪腺炎

（1）病因：免疫反应为主要原因，多为眼眶疾病的一部分，如炎性假瘤、甲状腺相关眼病、良性淋巴上皮病（Mikulicz 综合征）等。也可为沙眼性和结核性，病原体多由血行播散。此外，肉瘤样病、Sjogren 综合征均可累及泪腺，表现为慢性泪腺炎。淋巴瘤和白血病均也累及泪腺，通过活检可明确病因。

（2）临床表现：泪腺肿大。

（3）专科检查：可伴上睑下垂，在外上眶缘下可触及较硬的包块，但多无压痛，眼球可向内下偏位，向上、外看时可有复视，眼球突出少见。

（4）诊断：根据临床表现及体征即可诊断。

（5）治疗：针对病因或原发疾病治疗。炎性假瘤、肉瘤样病和 Mikulicz 综合征局部或全身用糖皮质激素有效。对 Sjogren 综合征可免疫抑制和抗炎等治疗，辅以人工泪液滴眼。

3. 多形性腺瘤

（1）概述：又称泪腺混合瘤。组织学上，泪腺混合瘤包含双层腺管上皮同时含有异常的基质成分如脂肪、纤维、软骨组织等，因此称为“混合瘤”，肿瘤有完整包膜。

（2）临床表现：多见于年轻成年人，男性略多，一般单侧受累，发病缓慢，表现为眼眶外上方无痛性包块。

（3）专科检查：眼球受压向内下方或下方移位，由于肿瘤生长缓慢，病人可无复视。触诊局部可扪及实质性包块，无压痛。

（4）辅助检查：CT 扫描可清楚显示肿瘤为高密度块影以及泪腺窝压迫性骨凹陷。

（5）诊断：根据临床表现、专科检查及辅助检查进行诊断。

（6）治疗：手术切除。应尽可能连同包膜完整切除，包膜残留或破裂可能导致肿瘤复发。

4. 腺样囊性癌

（1）概述：是泪腺最常见的恶性肿瘤。

（2）临床表现：好发于 30～40 岁的女性，病程短，有明显疼痛及头痛。

（3）专科检查：眶周和球结膜水肿，眼球突出或移位，运动障碍，常有复视和视力障碍。

（4）辅助检查：X 线平片或 CT 扫描可显示明显的骨质破坏。

（5）诊断：根据临床表现、专科检查及辅助检查进行诊断。

（6）治疗：由于本病高度恶性，易向周围组织和骨质浸润生长和转移。一旦确诊，施行手术和放射治疗。手术包括局部扩大切除术或眶内容剜除术。患者长期生存率低。

5. 多形性腺癌

（1）概述：是发病率占第二位的泪腺恶性肿瘤，多来源于长期存在的泪腺多形性腺瘤，或泪腺多形性腺瘤不完全切除或包膜残留造成的复发。

（2）临床表现：眼眶体征与泪腺多形性腺瘤类似，但肿瘤生长快、病程短。1/3 左右患者有疼痛，是鉴别良恶性混合瘤的重要症状。

（3）辅助检查：CT 检查可显示明显的眶外上方骨质破坏，提示病变恶性特征。

（4）诊断：根据临床表现及体征即可诊断。

（5）治疗：局部扩大切除或眶内容剜除术后放射治疗。

6. 泪液分泌过少

（1）概述：引起泪液分泌过少的原因较多，可分为先天性和后天性，后者以 Sjogren 综合征较为常见。

（2）病因及临床表现。

先天性：先天性眼泪缺乏如无泪症，见于 Riley-Day 综合征（家族性自主神经功能异常），表现为无泪、角膜知觉缺失和神经麻痹性角膜炎。虽然患者初期可无症状，但最终会发展为典型的干性角结膜炎。

Sjogren 综合征：Sjogren 综合征又称为干燥性角结膜炎，是一种累及多系统的自身免疫性疾病，原因不明。原发性 Sjogren 综合征多见于女性。继发性 Sjogren 综合征则包括其他自身免疫性疾病，如风湿性关节炎、系统性红斑狼疮、硬皮病及多发性肌炎等。主要表现为眼部干燥及异物感，口腔干燥。荧光素染色可见角膜上皮表面呈弥漫性点状缺损。角结膜干燥严重者可出现睑球粘连，新生血管形成，影响视力。继发性者还可出现相应其他系统异常。

其他泪液分泌过少疾病：主要见于泪腺疾病（如泪腺炎、Mikulicz 综合征），泪腺手术后、外伤及感染引起的泪腺管阻塞（如严重沙眼、烧伤）及反射性泪液分泌减少（如面瘫）。

（3）诊断：根据临床表现、专科检查及辅助检查进行诊断。

（4）治疗：主要是对症治疗，减轻眼部干燥，以局部治疗为主，滴用人工泪液可以改善症状。如玻璃酸钠和甲基纤维素等。无泪症可采用泪小点封闭治疗，以减少泪液流失。

【复习思考题】

1. 简答题

（1）急慢性泪腺炎病因有哪些？有何临床表现？如何诊断和治疗？

（2）简述泪腺肿瘤的分类、临床表现、诊断和治疗措施。

（3）简述泪液分泌异常的病因、临床表现、诊断和治疗措施。

2. 病史采集训练

某女性，50 岁，因双眼视疲劳、眼干 3 月入院。请围绕主诉采集相关病史。

3. 病例分析

找一泪腺多形性腺瘤典型病例，要求做出以下分析：

（1）诊断及诊断依据。

（2）进一步检查。

（3）治疗原则。

二、泪液排出系统疾病

【见习要求】

1. 掌握泪道阻塞或狭窄，急、慢性泪囊炎的病因、临床表现、诊断和治疗。

2. 掌握泪道冲洗及结果的判断。

【见习时数】 1 学时。

【见习准备】

1. 同学阅读材料中相关章节内容。

2. 教师挑选临床典型病人 1 人/小组。

3. 各项检查仪器 1 套/小组。

【见习过程】

1. 讲授病史采集、眼部检查要点，同学分组进行采集病史，并做专科检查。

2. 同学汇报病历摘要、阳性体征。

3. 同学归纳总结病例特点，作出诊断，并说明诊断依据。

4. 结合病人的具体实际，教师以提问的方式小结。

【病史采集要点】

1. 现病史

（1）发病情况：缓慢或急骤起病？

（2）发病的原因或诱因：炎症、泪道外伤、鼻中隔偏曲、先天性？

（3）主要症状：是否流泪或溢泪、肿胀、疼痛、局部压痛、脓性分泌物？

（4）伴随症状：有无下睑及面颊部湿疹性皮炎、下睑外翻？有无耳前淋巴结肿大、颌下淋巴腺肿大、发热、全身不适？

（5）诊疗情况：在何处就诊过？做过何种检查？做何处理及疗效如何？

（6）一般情况：精神、体力、饮食、大小便如何？体重有何变化？

2. 其他相关病史

（1）有无药物过敏史。

（2）既往病史（如局部用药史、烧伤、炎症、创伤或手术等）。

【体查要点】

1. 体温、脉搏、呼吸、血压、体位、神志。

2. 眼睑：有无内翻、外翻、倒睫？下睑和面颊部有无湿疹？

3. 泪器：泪点有无外翻或闭塞，泪囊区及周围皮肤有无红肿、压痛及瘘管，挤压泪囊有无黏液或黏液脓性分泌物自泪点溢出，泪道冲洗有无阻力，液体反流情况，是否伴分泌物。

4. 结膜：有无充血，有无分泌物潴集。

5. 淋巴结及淋巴腺：有无耳前淋巴结肿大或颌下淋巴腺肿大。

6. 有无畏寒、发热等全身症状。

【知识精要】

1. 泪道阻塞或狭窄

（1）病因

1）泪小点位置异常，泪小点不能正常接触泪湖。

2）泪小点形态异常，泪液不能进入泪道，如泪小点狭窄、闭塞或缺如等。

3）各种因素（炎症、外伤、先天性闭锁、药物毒性、肿瘤等）引起的泪道结构或功能不全，致泪液正常不能排出。

4）其他原因，如鼻阻塞等。

（2）临床表现：主要症状为泪溢。

（3）专科检查：有时可见泪小点外翻、狭窄、闭塞或缺如，下睑外翻、有慢性刺激性结膜炎症状、下睑及面颊部有湿疹性皮炎，染料试验及泪道冲洗术显示泪道阻塞。

（4）辅助检查：X 线碘油造影，可显示泪囊大小及阻塞部位。

（5）诊断：可根据临床表现及泪道冲洗结果进行诊断。泪道阻塞有以下几种情况：

1）婴儿泪溢：可单眼或双眼发病，由于 Hasner 瓣部分或全部遮盖鼻泪管开口所致，一般在出生后数月内可自行缓解或痊愈；若继发感染，可有黏液脓性分泌物，形成新生儿泪囊炎。

2）成人泪溢：多见于中老年人，在刮风或寒冷气候症状加重。可分二类：①功能性泪溢：主要是眼轮匝肌松弛，泪液泵作用减弱甚至消失，泪液排出障碍而导致泪溢；患者无明显的泪道阻塞，泪道冲洗通畅，泪溢为功能性滞留；相当多的成人泪溢属于这种情况；②器质性泪溢：病因中列举的 4 点都属器质性泪溢。

（6）治疗

1）婴儿泪道阻塞或狭窄：自眼球与下睑眶下缘内侧之间，用手指向下压迫患眼泪囊区，重复数次，然后点抗生素眼液，3～4 次/日，坚持数周。多数患儿可自行痊愈或经压迫治愈。保守治疗无效则可考虑半岁后行泪道探通术。

2）功能性泪溢：肾上腺素或硫酸锌溶液点眼以收缩泪道黏膜可能有效。

3）泪小点狭窄、闭塞：可用泪小点扩张器扩张或探通。

4）睑外翻泪小点位置异常：于泪小点下方水平切除部分结膜及结膜下结缔组织，以矫正睑外翻，复位泪小点。眼睑松弛者，可同时行眼睑水平缩短术或电烙术。

5）泪小管阻塞：可试用泪道硅管留置治疗。近年开展了 YAG 激光治疗泪小管阻塞，术后配合置线或插管，可提高疗效。亦可采用泪液旁流术。

6）鼻泪管狭窄：可行泪囊鼻腔吻合术或鼻内镜下鼻腔泪囊造口术。

2. 慢性泪囊炎

（1）病因

1）由于鼻泪管狭窄或阻塞，特别是女性鼻泪管较细长，泪液滞留于泪囊中，伴发细菌感染引起。

2）眼部相关疾病：沙眼、泪道外伤等。

3）鼻部相关疾病：鼻炎、下鼻甲肥大、鼻中隔偏曲等。

4）常见致病菌有葡萄球菌、肺炎链球菌、链球菌等。

（2）临床表现：主要症状为泪溢。

（3）专科检查：结膜充血，下睑皮肤可有湿疹。压迫泪囊区，可见黏液或黏液脓性分泌物自泪小点溢出，可形成泪囊黏液囊肿。泪道冲洗时，冲洗液从上、下泪小点反流，伴有黏液脓性分泌物。

（4）诊断：根据临床表现及泪道冲洗结果即可诊断。

（5）治疗

1）药物治疗　局部滴用抗生素眼液，滴眼前先压迫泪囊区挤出分泌物，4～6次/日，或泪道冲洗后注入抗生素。但药物治疗仅能暂时减轻症状。

2）手术治疗：泪囊鼻腔吻合术是常用术式，近年还开展了鼻内镜下鼻腔泪囊造口术。高龄患者或其他情况，无法行吻合术或造口术时，为去除病灶，消除眼部感染隐患，可行泪囊摘除术，术后泪溢症状仍存在但有所减轻。

3. 急性泪囊炎

（1）病因：大多在慢性泪囊炎的基础上发生，与侵入细菌毒力强及机体抵抗力低有关。最常见的致病菌：

为金黄色葡萄球菌或溶血性链球菌，新生儿急性泪囊炎并不多见，儿童患者常为流感嗜血杆菌感染。

（2）临床表现：患眼充血、流泪、有脓性分泌物，泪囊区局部皮肤红肿、坚硬、疼痛，压痛明显，炎症可扩展到眼睑、鼻根和面颊部，甚至可引起眶蜂窝织炎，严重时可出现畏寒、发热等全身不适。数日合红肿局限，出现脓点，脓肿可穿破皮肤，脓液排出，炎症减轻。但有时可形成泪囊瘘管，经久不愈，泪液长期经瘘管溢出。

（3）辅助检查：急性期白细胞增多。

（4）诊断：根据临床表现、专科检查及相关病史进行诊断。

（5）治疗

1）早期可局部热敷，同时全身和局部使用足量抗生素控制炎症。

2）脓肿形成时切开排脓，放置引流条。

3）炎症期切忌行泪道探通或泪道冲洗。

4）炎症消退后按慢性泪囊炎处理。

【复习思考题】

1. 简答题

（1）泪道阻塞或狭窄的病因有哪些？有何临床表现？如何诊断和治疗？

（2）如何根据冲洗结果判断泪道阻塞及其部位？

（3）简述慢性泪囊炎的病因、临床表现、诊断和治疗措施。

（4）简述急性泪囊炎的病因、临床表现、诊断和治疗措施。

2. 病史采集训练

某女性，51 岁，因左眼泪溢、晨起分泌物 5 年入院。

请围绕主诉采集相关病史。

3. 病例分析

找一慢性泪囊炎典型病例，要求做出以下分析：

（1）诊断及诊断依据。

（2）进一步检查。

（3）治疗原则。

三、泪道冲洗术

【见习要求】

1. 掌握泪道冲洗术的适应证及禁忌证。

2. 掌握泪道冲洗术的操作流程及结果分析。

3. 掌握泪道冲洗术的并发症及其处理。

【见习时数】 1学时。

【见习过程】

1. 讲授泪道冲洗术的适应证及禁忌证、操作流程。

2. 教师给学生示范泪道冲洗术操作过程。

3. 学生完成泪道冲洗操作。

4. 结合操作，教师和学生共同分析及小结。

【知识精要】

1. 适应证

（1）有流泪、泪溢症状的受检者。

（2）怀疑有泪器炎症或肿瘤的受检者。

（3）怀疑有泪器损伤的眼外伤受检者。

2. 禁忌证

（1）泪道和泪囊急性炎症期。

（2）怀疑有开放性眼球外伤时，慎行泪道冲洗。

3. 操作流程

（1）受检者取坐位，用沾有表面麻醉剂（如0.5%丁卡因）的棉签夹在上、下泪小点之间1～2min。

（2）嘱受检者头部稍后仰并固定，眼向上注视。

（3）将下睑近内眦部轻轻向下牵拉，暴露下泪小点。

（4）将合适大小的泪道冲洗针头垂直插入泪小点1～2mm后向鼻侧转动，使针头呈水平位，随后顺沿泪小管走行方向将针头推进4～6mm，注入生理盐水。

（5）询问受检者有无液体进入口咽部，或请受检者低头观察有无液体从鼻孔流出，注意注水时有无阻力及有无液体反流，并观察是否伴有脓性分泌物。

（6）冲洗完毕时，滴用抗生素眼药水，记录结果并分析。

4. 注意事项

（1）如泪小点较小或膜闭，可先用泪小点扩张器垂直插进泪小点 1～2mm，再向鼻侧转至水平方向，轻轻捻转，扩张泪小点，再行泪道冲洗。

（2）根据冲洗结果判断阻塞及其部位：

1）泪道通畅：冲洗无阻力，冲洗液全部进入鼻或咽部。

2）泪小管阻塞：冲洗液完全自注入原路返回。

3）泪总管阻塞：冲洗有阻力，液体自下泪小点注入，由上泪小点反流。

4）鼻泪管狭窄：冲洗有阻力，液体部分自泪小点反流，部分流入鼻腔。

5）鼻泪管阻塞合并慢性泪囊炎：冲洗有阻力，冲洗液自上泪小点反流，伴有黏液或黏液脓性分泌物。

5. 并发症及其处理 泪道损伤或假道形成：泪道冲洗注入液体时，如出现下睑水肿，需考虑假道形成，应即刻拔出冲洗针头，停止冲洗。结膜囊滴用抗生素眼药水，必要时应用抗菌药物，预防发生感染。与受检者交代病情，嘱其第二天复诊。

【复习思考题】

（1）泪道冲洗术的适应证和禁忌证？

（2）泪道冲洗术结果的分析。

四、眼表疾病

【见习要求】

1. 掌握眼表疾病的概念。

2. 掌握角结膜干燥症的临床表现及诊断、治疗。

3. 熟悉角结膜干燥症的病因及分类、常见的眼表疾病类型及治疗原则。

4. 了解明确诊断角结膜干燥症的检查方法。

5. 了解泪与泪膜的功能、眼表疾病的相关基础研究、发展趋势和观点。

【见习时数】　1学时。

【见习准备】

1. 同学阅读材料中相关章节内容。

2. 教师挑选临床典型病人1人/小组。

3. 各项检查仪器1套/小组。

【见习过程】

1. 讲授病史采集、眼部检查要点，同学分组进行采集病史，并做专科检查。

2. 同学汇报病历摘要、阳性体征。

3. 同学归纳总结病例特点，作出诊断，并说明诊断依据。

4. 结合病人的具体实际，教师以提问的方式小结。

【病史采集要点】

1. 现病史

（1）发病情况：缓慢或急骤起病？

（2）发病的原因或诱因：是否有Stevens-Johnson综

合征、微生物感染？是否局部应用抗代谢药物？是否行角膜缘手术或冷凝？是否佩戴角膜接触镜？

（3）主要症状：是否有干涩感与异物感、烧灼感？

（4）伴随症状：是否有痒感、畏光、眼红、易视疲劳、视物模糊、视力波动、口干、关节痛？

（5）诊疗情况：在何处就诊过？做过何种检查？用何药物及疗效如何？

（6）一般情况：精神、体力、饮食、大小便如何？体重有何变化？

2. 其他相关病史

（1）有无药物过敏史、毒物及疫水接触史、预防接种史、输血史、传染病病史等。

（2）其他既往病史（如高血压、糖尿病、中毒、创伤或手术等）。

【体查要点】

1. 体温、脉搏、呼吸、血压、体位、神志。

2. 全面而详细的眼科检查。

3. 泪液分泌实验。

4. 泪膜破裂时间。

5. 角膜荧光素染色。

6. 角、结膜虎红染色。

7. 泪液乳铁蛋白含量测定。

8. 泪液溶菌酶含量测定。

9. 泪液羊齿状物试验。

10. 泪液清除率（TCR）检查。

11. 活检及印迹细胞学检查。

【知识精要】

1. 眼表疾病的概念　各种维护眼表健康的因素发生变化后，所导致的角结膜上皮和/或泪膜的病变的统称。

2. 眼表疾病分类　根据印迹细胞学检查上皮细胞的终末表型的结果，将其划分为两类：

（1）鳞状上皮化生：非角化上皮向病理性角化型化生。化学或热伤、Stevens-Johnson 综合征和眼类天疱疮等可引起。

（2）角膜缘干细胞缺乏：以原正常角膜上皮被结膜上皮侵占和替代为特征。有以下两种情况：

1）损伤造成的角膜缘干细胞缺乏：如中毒性表皮坏死溶解、Stevens-Johnson 综合征、局部应用抗代谢药物的毒性、角膜缘多次手术或冷凝、严重的微生物感染、角膜接触镜相关性角膜病等。

2）基质微环境异常导致的角膜缘干细胞缺乏：如放射线所致的角膜病、先天性无虹膜、神经麻痹性角膜炎、遗传性多种内分泌缺乏相关性角膜病、边缘性角膜炎或溃疡、翼状胬肉或假性胬肉、慢性角膜缘炎、特发性等。

3. 眼表疾病治疗　治疗包括对角、结膜上皮和泪膜三方面健康的有效维持和重建。

1）眼表重建：一般指对角、结膜表面的重建。包括：①通过羊膜移植、结膜移植、板层角膜移植术，提供其上皮生长的相对健康的基底膜和基质；②自身残留或角膜缘移植有活力的眼表上皮干细胞。

2）泪膜不稳定：①首先寻找内因，进行治疗；②根据干眼症类型，针对性治疗。

1. 角结膜干燥症（干眼症）　是指任何原因引起的泪液质或量、或动力学的异常，导致泪膜稳定性下降，并伴有眼部不适，和（或）眼表组织损害为特征的多种疾病的总称。

（1）分类：目前尚无统一标准。

1）根据 ATD 缺乏的泪液成分的不同，可分为以下

5 种类型：可分为水样液缺乏性干眼症、粘蛋白缺乏性干眼症、脂质缺乏性干眼症及泪液动力学（分布）异常性和混合性。混合性指上述因素的两种或以上同时存在，是最常见的一种类型。

2）临床分类：是 2007 年国际干眼病专题研究会提出。

<table>
<tr><td rowspan="4">干眼症</td><td rowspan="3">泪液生成不足型</td><td rowspan="2">SS-ATD</td><td>原发性 SS-ATD</td></tr>
<tr><td>继发性 SS-ATD</td></tr>
<tr><td colspan="2">非 SS-ATD</td></tr>
<tr><td colspan="3">蒸发过强型</td></tr>
</table>

（2）临床表现：患者主要有干涩感与异物感、烧灼感，畏光、易视疲劳、视物模糊、视力波动等不适。SS-ATD 患者常伴有口干、关节痛。

（3）诊断：无统一标准，主要根据以下四个方面：

1）症状。

2）泪膜不稳定。

3）眼表面上皮细胞损害。

4）泪液的渗透压增加。

（4）治疗

1）水样液缺乏性干眼症的治疗：①消除诱因；②泪液成分的替代治疗：常用有自家血清，不含防腐剂的人工泪液等；③保留泪液：戴硅胶眼罩、湿房镜或潜水镜；暂时性、永久性泪小点封闭术；④促进泪液分泌：常用有必嗽平、盐酸毛果云香碱或新斯的明口服；⑤手术：自体游离颌下腺移植；⑥其他：0.05%～0.1%环孢素滴眼液滴眼。

2）蒸发过强型干眼症的治疗：①清洁眼睑。②口服抗生素：强力霉素 50mg 口服，2 次/d；或四环素 250mg 口服，4 次/d。③局部药物的应用：不含防腐剂的人工泪液，抗生素、短效糖皮质激素滴眼液、及局部治疗脂溢性皮炎的皮肤科药物。

【复习思考题】

1. 简答题

（1）什么是眼表疾病？

（2）角结膜干燥症有何临床表现？如何诊断和治疗？

2. 病史采集训练

某男，40 岁，因双眼干涩感与异物感、烧灼感 1 年入院。请围绕主诉采集相关病史。

3. 病例分析

找一角结膜干燥症典型病例，要求做出以下分析：

（1）诊断及诊断依据。

（2）进一步检查。

（3）治疗原则。

笔记栏

（王俞方）

见习四 结 膜 病

一、结膜炎总论

【见习要求】

1. 掌握结膜炎的病因、病程及分类。

2. 熟悉结膜充血与睫状充血的区别。

3. 熟悉结膜炎的基本治疗原则。

【见习时数】 0.5 学时。

【见习准备】

1. 典型病人 1 人/小组。

2. 各项检查仪器 1 套/小组。

【见习过程】

1. 讲授病史采集、眼部检查要点，同学分组进行采集病史，并做专科检查。

2. 同学汇报病历摘要、阳性体征。

3. 同学归纳总结病例特点，作出诊断，并说明诊断依据。

4. 结合病人的具体实际，教师以提问的方式小结。

【病史采集要点】

1. 现病史

（1）发病时间：超急性（24h 内）、急性或亚急性（几小时至几天）、慢性（数天至数周）起病？

（2）发病的原因或诱因：是否有急性细菌性结膜炎病史？是否有粉尘和化学烟雾刺激？是否眼部长期应用有刺激性的药物？是否有屈光不正、睡眠不足等？是否存在内翻倒睫、慢性泪囊炎、慢性鼻炎等周围组织炎症？

（3）主要症状：有无异物感、烧灼感、发痒、分泌物增多？

（4）伴随症状：有无畏光、流泪、眼痛？

（5）诊疗情况、药物治疗效果及病情发展演变。

（6）一般情况：有无体温升高、身体不适等全身症状？

2. 其他相关病史

（1）有无药物过敏史。

（2）有无风沙、烟尘、紫外线、医用药品、酸碱或有毒气体接触史。

（3）既往是否存在全身相关内因（肺结核、梅毒、甲状腺病）。

（4）有无邻近组织炎症蔓延。

【体查要点】

1. 眼睑：有无红肿。

2. 结膜：有无充血、水肿、出血、乳头增生、伪膜。

3. 角膜：有无角膜浸润、溃疡或穿孔甚至眼内炎。

4. 分泌物：黏脓性、白色泡沫样或脓性，量的多少。

5. 有无耳前淋巴结肿大、压痛。

6. 有无其他部位的化脓性炎症，如关节炎、脑膜炎、肺炎、败血症等。

【辅助检查报告单展示】

结膜分泌物涂片和刮片、细胞学检查：可见大量多形核白细胞和细菌。

【知识精要】

1. 结膜炎的分类

（1）按发病时间分类：超急性结膜炎（病程＜24h），急性或亚急性结膜炎（病程＜3 周），慢性结膜炎（病程＞3 周）。

（2）按病因分类：感染性结膜炎，免疫性结膜炎，化学性或刺激性结膜炎，全身疾病相关性结膜炎，继发性结膜炎，不明原因性结膜炎。

（3）按病变反应形态分类：乳头性结膜炎，滤泡性结膜炎，膜性或假膜性结膜炎，瘢痕性结膜炎，肉芽肿性结膜炎。

2. 结膜炎的病因

（1）最常见微生物感染：如细菌感染、病毒感染、支原体感染等。

（2）物理性、化学性损伤：物理性、化学性或刺激性引起结膜炎。

（3）少数过敏性免疫性病变：对外界环境或自身免疫引起结膜炎。

（4）邻近组织炎症蔓延：慢性或急性泪囊炎引起结膜炎。

3. 结膜炎的症状及体征

（1）结膜炎症状：可以出现异物感、灼热感、发痒、畏光、流泪、分泌物增多。当有角膜受累时，有眼痛、虹膜和睫状体疼痛。

（2）结膜炎体征：

1）结膜充血：结膜充血指结膜血管扩张，是急性结膜炎最常见的体征；睑结膜充血为弥漫性，球结膜充血为鲜红色、树枝状，近穹隆部充血显著，血管可随结膜移动，结膜囊滴入1‰肾上腺素时充血消失。

2）结膜分泌物：各种急性结膜炎共有体征，细菌性结膜炎分泌物多为黏液性或脓性；过敏性结膜炎分泌物多为黏稠丝状；病毒性结膜炎分泌物多为呈水样或浆液性；淋菌性/脑膜炎球菌结膜炎分泌物为大量脓性分泌物。

3）乳头增生：结膜炎症的一种非特异性体征。多见于睑结膜，呈天鹅绒状外观，中央部有伞状新生血管。上睑结膜乳头多见于春季结膜炎和结膜对异物的刺激反应，下睑结膜乳头多见于过敏性结膜炎。直径大于 1mm 的增生乳头称为巨乳头。

4）滤泡形成：由淋巴细胞反应引起，呈外观光滑，半透明隆起的结膜改变。常发生于上睑结膜和下穹隆结膜，也可见于角结膜缘部结膜。滤泡的鉴别非常重要，是某些结膜炎的相对特异的炎症反应体征。

5）真膜和假膜：脱落的结膜上皮细胞、白细胞、病原体和富含纤维蛋白性的渗出物混合一起，在结膜表面凝结成膜。假膜是上皮表面的凝固物，去除后上皮仍保持完整。真膜累及整个上皮，强行剥除后创面粗糙，易出血，意味着更为严重的结膜炎。目前腺病毒结膜炎为最常见病因，其次为单疱病毒性结膜炎。

6）球结膜水肿：血管的渗出液可使充血的结膜水肿，由于球结膜与下方组织黏附较为松弛，通常水肿比较明显。

7）结膜下出血：常见于 kochweeks 杆菌结膜炎或腺病毒、肠道病毒所致的急性流行性结膜炎。

8）结膜肉芽肿：一般是由增生的纤维血管组织和单核细胞、巨噬细胞所构成，常见睑板腺囊肿以及一些内源性疾病如结核、麻风及梅毒等引起的结膜炎。

9）结膜瘢痕：损害累及基质层才形成瘢痕，沙眼的瘢痕特异性改变瘢痕边缘围有滤泡，称为“Herbert 小凹”；沙眼的结膜下纤维化可发生于上睑板上界的附近，称之为 Arlt 线。

10）假性上睑下垂：由于细胞浸润或瘢痕形成使上睑组织肥厚，重量增加而下垂，多见于沙眼、浆细胞瘤。轻度者也可由炎症细胞浸润 Muller 肌造成。

11）耳前淋巴结肿大和压痛：病毒性结膜炎的一个

重要体征，还可见于衣原体性、淋球菌性和各种可致肉芽肿性结膜炎和泪腺炎的疾病。儿童睑板腺感染时也可有耳前淋巴结肿大。

4. 结膜炎的常用诊断方法 根据临床症状及体征、病原学检查、细胞学检查等，可明确诊断。

（1）临床检查

1）区别结膜充血与睫状充血。

2）区别乳头与滤泡的形态。

3）耳前淋巴结是否肿大及压痛。

（2）细胞学检查：作结膜分泌物涂片及结膜刮片检查

1）细菌性结膜炎：多形核白细胞增多。

2）病毒性结膜炎：单核细胞、淋巴细胞增多。

3）过敏性结膜炎、春季结膜炎：嗜酸性细胞增多。

4）沙眼或包涵体性结膜炎：细胞胞浆内有包涵体。

5）干眼病：角化上皮细胞增多。

（3）病原学检查：分泌物涂片查细菌、真菌或分离培养及作药物敏感试验等，以及血清抗体的检测。

5. 结膜炎的治疗原则 针对病因治疗，局部给药为主，必要时全身用药。急性期忌包扎患眼。

（1）滴眼剂滴眼：治疗结膜炎最基本的给药途径。对微生物性结膜炎，选用敏感的抗菌药物和（或）抗病毒滴眼剂。

（2）眼膏涂眼：因眼膏在结膜囊停留时间较长，宜睡前使用。

（3）结膜囊冲洗：分泌物多时用3%硼酸水、生理盐水或1∶10000高锰酸钾溶液冲洗结膜囊。注意勿流入健眼，引起交叉感染。

（4）全身治疗：严重的结膜炎如淋球菌性或衣原体

性结膜炎除局部用药外还须全身用药。

【**复习思考题**】

（1）结膜炎的病因、病程及分类？

（2）常见的结膜炎症状及体征有哪些？主要特点？

（3）结膜炎的诊断要点及治疗原则是什么？

二、细菌性结膜炎

【**见习要求**】

1. 掌握超急性、急性或亚急性细菌性结膜炎的病因。

2. 掌握细菌性结膜炎临床表现、诊断和治疗。

3. 熟悉慢性细菌性结膜炎的病因。

4. 熟悉细菌性结膜炎的预防及预后。

【**见习时数**】 0.5 学时。

【**见习准备**】

1. 典型病人 1 人/小组。

2. 各项检查仪器 1 套/小组。

【**见习过程**】

1. 讲授病史采集、眼部检查要点，同学分组进行采集病史，并做专科检查。

2. 同学汇报病历摘要、阳性体征。

3. 同学归纳总结病例特点，作出诊断，并说明诊断依据。

4. 结合病人的具体实际，教师以提问的方式小结。

【**病史采集要点**】

1. 现病史

（1）发病时间：超急性（24h 内）、急性或亚急性（几小时至几天）、慢性（数天至数周）起病？

（2）发病的原因或诱因：是否有急性细菌性结膜炎病史？是否有粉尘和化学烟雾刺激？是否眼部长期应用

有刺激性的药物？是否有屈光不正、睡眠不足等？是否存在内翻倒睫、慢性泪囊炎、慢性鼻炎等周围组织炎症？

（3）主要症状：有无异物感、烧灼感、发痒、分泌物增多？

（4）伴随症状：有无畏光、流泪、眼痛？

（5）诊疗情况、药物治疗效果及病情发展演变。

（6）一般情况：有无体温升高、身体不适等全身症状？

2. 其他相关病史

（1）有无药物过敏史；

（2）有无风沙、烟尘、紫外线、医用药品、酸碱或有毒气体接触史；

（3）既往是否存在全身相关内因（肺结核、梅毒、甲状腺病）；

（4）有无邻近组织炎症蔓延。

【体查要点】

1. 眼睑：有无红肿。

2. 结膜：有无充血、水肿、出血、乳头增生、伪膜。

3. 角膜：有无角膜浸润、溃疡或穿孔甚至眼内炎。

4. 分泌物：黏脓性、白色泡沫样或脓性，量的多少。

5. 有无耳前淋巴结肿大、压痛。

6. 有无其他部位的化脓性炎症，如关节炎、脑膜炎、肺炎、败血症等。

【辅助检查报告单展示】

结膜分泌物涂片和刮片、细胞学检查：可见大量多形核白细胞和细菌。

【知识精要】

1. 病因

（1）超急性细菌性结膜炎：淋球菌或脑膜炎球菌。

（2）急性细菌性结膜炎：主要为肺炎链球菌、儿童常为流感嗜血杆菌Ⅲ。

（3）慢性细菌性结膜炎：复杂，可分为感染性和非感染性两大类。

2. 临床特点

（1）超急性细菌性结膜炎：双眼同时受累，症状猛烈，病情进展快；畏光，流泪，眼睑高度红肿、发热、胀痛；结膜充血、水肿显著；可有假膜；泌物病初为浆液性很快变为黄色脓性，量多，又称“脓漏眼”；常有耳前淋巴结肿大和压痛；可合并有角膜炎、引起角膜穿孔、眼内炎；还可并发其他部位的化脓性炎症。

（2）急性细菌性结膜炎：俗称“红眼病”，多见于春秋季节，可散发或流行，发病急，两眼发病。自觉流泪、异物感、灼热感或刺痛等。有显著的结膜充血、以穹隆部和睑结膜最为显著。分泌物先为黏液性，以后呈脓性。可有假膜，可并发卡他性边缘性角膜浸润或溃疡，可发生结膜下出血斑点，伴有体温升高、身体不适等全身症状。

（3）慢性细菌性结膜炎：常双侧发病，自觉痒、异物感和眼疲劳。晨起内眦部有分泌物，白天眦部可见白色泡沫状分泌物。结膜充血、少量乳头增生和滤泡形成，以睑结膜为主。结膜可肥厚，可伴有眦部结膜炎、溃疡性睑缘炎或角膜周边点状浸润。

3. 辅助检查 结膜分泌物涂片和刮片、细胞学检查：超急性细菌性结膜炎可见大量多形核白细胞和淋球菌或脑膜炎球菌，急性细菌性结膜炎见多形核白细胞和细菌。

4. 诊断 根据临床表现、分泌物涂片或结膜刮片等检查，可明确诊断。

5. 治疗

（1）局部治疗

1）结膜囊冲洗：分泌物多时用3%硼酸水、生理盐水或1∶10000高锰酸钾溶液冲洗结膜囊。

2）充分滴用有效的抗生素眼液和眼膏：①革兰阳性菌：5000～10000U/ml青霉素滴眼液、15%磺胺醋酰钠、0.1%利福平、杆菌肽滴眼液等频繁滴眼，同时应用红霉素等抗生素眼膏；②革兰阴性菌：用氨基糖甙类或喹诺酮类药物，如0.3%庆大霉素、0.3%妥布霉素、0.3%环丙沙星、0.3%氧氟沙星眼药水或眼膏；③特殊情况可用合成抗生素滴眼液，如5mg/ml万古霉素滴眼液；④慢性葡萄球菌性结膜炎，对杆菌肽和红霉素反应良好，还可用0.25%硫酸锌眼液。

（2）全身治疗

1）奈瑟菌性结膜炎：需全身及时足量应用抗生素，肌注或静脉给药。

2）淋球菌性结膜炎：①成人：大剂量肌注青霉素或头孢曲松钠，有青霉素过敏者可用壮观霉素，或喹诺酮类药物。有角膜病变者宜静脉推注头孢曲松钠。新生儿用青霉素静滴或肌注，或用头孢曲松钠肌注、头孢噻肟钠静注或肌注。还可联合口服、红霉素、强力霉素、米诺霉素或阿齐红霉素。②新生儿：用青霉素10万U/（kg·d），静滴或分4次肌注，共7d。或用头孢曲松钠（0.125g，肌注）、头孢噻肟钠（cefotaxime，25mg/kg静注或肌注），每8h或12h一次，连续7d。

3）对伴有咽炎或急性化脓性中耳炎的患者和流感嗜血杆菌感染的儿童，应口服头孢类抗生素或利福平。

6. 预防

（1）超急性细菌性结膜炎与急性细菌性结膜炎急性

期，患者须隔离。医生检查时应戴保护眼镜，并在检查后洗手，严格消毒患者和医生用过的器具。一眼患病应防止传染至他眼。

（2）新生儿出生后，应常规立即用1%硝酸银滴眼液滴眼1次（随后冲洗），或涂0.5%四环素眼药膏。

【复习思考题】

1. 简答题

（1）超急性细菌性结膜炎的病因是什么？如何诊断和治疗？

（2）急性细菌性结膜炎的病因是什么？如何诊断和治疗？

（3）什么是慢性细菌性结膜炎，如何治疗？

2. 病史采集训练

某男，8天，因双眼畏光、流泪，眼睑红肿，大量分泌物1天入院。请围绕主诉采集相关病史。

3. 病例分析

找一急性细菌性结膜炎典型病例，要求做出以下分析：

（1）诊断及诊断依据；

（2）治疗原则。

三、衣原体性结膜炎

【见习要求】

1. 掌握沙眼的病因、临床表现、诊断和治疗。

2. 熟悉沙眼的分期、鉴别诊断。

3. 熟悉包涵体性结膜炎的病因、临床表现、诊断及治疗。

4. 了解衣原体性结膜病的预防与预后。

【见习时数】 0.5学时。

【见习准备】

1. 同学阅读材料中相关章节内容。

2. 教师挑选临床典型病人1人/小组。

3. 各项检查仪器1套/小组。

【见习过程】

1. 讲授病史采集、眼部检查要点，同学分组进行采集病史，并做专科检查。

2. 同学汇报病历摘要、阳性体征。

3. 同学归纳总结病例特点，作出诊断，并说明诊断依据。

4. 结合病人的具体实际，教师以提问的方式小结。

【病史采集要点】

1. 现病史

（1）发病情况：急性、亚急性或慢性起病？

（2）发病的原因或诱因：发病前有无到过对旅馆、游泳池、理发店等公共场所？

（3）主要症状：有无异物感、烧灼感、发痒、分泌物增多？

（4）伴随症状：有无畏光、流泪、眼痛？

（5）诊疗情况、药物治疗效果及病情发展演变。

（6）一般情况：有无体温升高、身体不适等全身症状？

2. 其他相关病史 有无全身相关病因，如衣原体性中耳炎、呼吸道感染、肺炎等。

【体查要点】

1. 结膜：有无充血、水肿、乳头增生、滤泡形成、伪膜、瘢痕。

2. 分泌物：脓性、粘脓性或水样性。

3. 有无上睑下垂。

4. 有无耳前淋巴结肿大、压痛。

【辅助检查报告单展示】

结膜刮片后行 Giemsa 染色或 Diff-Quik 染色常可见包涵体。

【知识精要】

1. 病因

（1）沙眼：A、B、C 或 Ba 抗原型沙眼衣原体。

（2）包涵体性结膜炎：D～K 型沙眼衣原体。

2. 临床特点

（1）沙眼

1）急性期：自觉眼红、眼痛、异物感、流泪及黏液脓性分泌物，伴耳前淋巴结肿大。睑结膜乳头增生，上下穹隆部结膜布满滤泡。

2）慢性期：结膜稍充血、肥厚，乳头增生，滤泡形成，于上睑结膜和结膜上穹隆部最为显著，出现瘢痕，Herbet 小凹。角膜血管翳。

3）晚期：发生睑内翻及倒睫、上睑下垂、睑球粘连、角膜混浊、实质性角结膜干燥症 、慢性泪囊炎等并发症，加重症状，影响视力。

（2）包涵体性结膜炎

1）成人包涵体性结膜炎：常见于青年人，双眼发病，自觉不适、眼红和黏液脓性分泌物，分泌物以早晨明显。结膜充血，眼睑浮肿，耳前淋巴结肿大、无压痛，穹隆部有很多滤泡，以下方显著。可有乳头增生，无炎性假膜及瘢痕。

2）新生儿包涵体性结膜炎（新生儿包涵体性脓漏眼）：双眼急性或亚急性发病，有以下特点：①2～3 月内无滤泡增殖；②出现大量的黏液脓性分泌物；③睑结膜面可出现假膜；④结膜刮片后行 Giemsa 染色发现胞浆内包涵体的比例更高；⑤对局部用药更敏感。

3. 诊断

（1）沙眼：WHO 要求沙眼的诊断至少要符合下列中的 2 项：①上睑结膜 5 个以上滤泡；②角膜缘滤泡及后遗症（Herbert 小凹）；③典型的睑结膜瘢痕；④广泛的角膜缘血管翳。实验室检查有助于确立沙眼的诊断。

（2）包涵体性结膜炎：根据临床表现诊断。新生儿结膜炎应施行结膜刮片检查。

4. 沙眼的分期

（1）MacCallan 分期法：国际上常用。①Ⅰ期（浸润初期）：上睑结膜与穹隆结膜呈现充血肥厚，上方比下方明显，且发生初期滤泡与早期沙眼血管翳；②Ⅱ期（活动期）：上睑结膜有明显的活动性病变，即乳头、滤泡。角膜有血管翳；③Ⅲ期（瘢痕前期）：同我国Ⅱ期；④Ⅳ期（瘢痕期）：同我国Ⅲ期。

（2）我国分期法：1979 年制定。①Ⅰ期（进行活动期）：上睑结膜乳头与滤泡并存，上穹隆结膜模糊不清，有角膜血管翳；②Ⅱ期（退行期）：上睑结膜自瘢痕开始出现至大部分变为瘢痕，仅留少许活动病变；③Ⅲ期（完全瘢痕期）：上睑结膜活动性病变完全消失，代之以瘢痕，无传染性。

（3）WHO 分期法：1987 年制定，简单。①TF：上睑结膜 5 个以上滤泡；②TI：上睑结膜弥漫性清润、乳头增生，血管模糊区＞50%；③TS：典型的结膜瘢痕；④TT：倒睫或睑内翻；⑤CO：角膜混浊。

5. 鉴别诊断

（1）慢性滤泡性结膜炎：原因不明。常见于儿童及青少年，皆为双侧。滤泡多见于下穹隆及下睑结膜，滤泡形小，大小均匀，排列整齐，无融合倾向，呈半透明状。结膜充血并有分泌物，不肥厚，不留痕迹而自愈，无角膜血管翳。不需治疗。

（2）春季结膜炎：睑结膜增生的乳头大而扁平，上穹隆部无病变，也无角膜血管翳。结膜分泌物涂片中可见大量嗜酸性粒细胞。

（3）包涵体性结膜炎：滤泡以下穹隆部和下睑结膜显著，没有角膜血管翳。

（4）巨乳头性结膜炎：有明确的角膜接触镜配戴史。

6. 治疗 包括全身和眼局部药物治疗及并发症的治疗。

（1）全身治疗

1）急性期或严重的沙眼与包涵体性结膜炎，应全身应用抗生素治疗，一般疗程为3～4周。成人口服四环素250mg，4次/d。孕妇、哺乳期妇女、7岁以下儿童忌用四环素，可选用强力霉素100mg，2次/d，也可口服红霉素250mg，4次/d，（小儿12.5mg/kg），共2周，或螺旋霉素。

2）成人衣原体性结膜炎应对其性伙伴进行检查和治疗。新生儿在进行眼部治疗的同时，不应忽略其他部位衣原体感染的治疗。

（2）局部治疗：常用0.1%利福平、0.5%金霉素、15%磺胺醋酰钠滴眼液等点眼，四环素、红霉素、磺胺等眼膏涂眼。治疗沙眼疗程最少10～12周。

（3）并发症治疗：应针对沙眼导致的并发症进行手术矫治。如睑内翻者，行睑内翻矫正术；睑球粘连者，行角膜缘（干细胞）移植、人羊膜移植等重建眼表手术；角膜混浊且无明显干眼症者，行角膜移植术。

7. 预防 改善环境卫生，加强对理发店等服务行业的卫生管理，培养良好的卫生习惯，加强卫生知识特别是性知识的教育。产前一旦发现母体生殖道衣原体感染，婴儿出生后应使用 1%硝酸银溶液、或 2.5%聚稀吡酮碘溶液滴眼，0.5%红霉素眼膏涂眼。

【复习思考题】

1. 简答题

（1）简述沙眼的病因与临床表现。

（2）沙眼的诊断依据有那些，如何治疗？

2. 病例分析

找一沙眼典型病例，要求做出以下分析：

（1）诊断及诊断依据；

（2）鉴别诊断；

（3）进一步检查；

（4）治疗原则。

四、病毒性结膜炎

【见习要求】

1. 掌握病毒性结膜炎的病因、临床表现、诊断和治疗。

2. 了解病毒性结膜炎的预防措施。

【见习时数】 0.5 学时。

【见习准备】

1. 同学阅读材料中相关章节内容。

2. 教师挑选临床典型病人 1 人/小组。

3. 各项检查仪器 1 套/小组。

【见习过程】

1. 讲授病史采集、眼部检查要点，同学分组进行采集病史，并做专科检查。

2. 同学汇报病历摘要、阳性体征。

3. 同学归纳总结病例特点，作出诊断，并说明诊断依据。

4. 结合病人的具体实际，教师以提问的方式小结。

【病史采集要点】

现病史

（1）发病情况：急性或慢性起病？

（2）发病的原因或诱因：发病前有无上呼吸道感染？

（3）主要症状：有无眼红、异物感、分泌物增多？

（4）伴随症状：有无畏光、流泪、眼痛、视力下降？

（5）诊疗情况、药物治疗效果及病情发展演变。

（6）一般情况：精神、体力、饮食、大小便如何？体温有何变化？

【体查要点】

1. 结膜：有无充血、水肿、出血、滤泡形成、假膜或膜。

2. 分泌物：分泌物是否为水样。

3. 有无耳前淋巴结肿大、压痛。

4. 有无角膜浸润。

5. 视力是否正常。

6. 有无发热、咽痛、中耳炎、腹泻、全身肌痛等全身症状。

【辅助检查报告单展示】

结膜分泌物刮片可见大量单核细胞，有伪膜时，中性粒细胞增多，培养无细菌生长。

【知识精要】

1. 病因

（1）流行性角结膜炎：由腺病毒 8、19、29 和 37 型引起。

（2）咽结膜热：由腺病毒 3、4 和 7 型引起。

（3）流行性出血性结膜炎：由 70 型肠道病毒、偶由

A24 型柯萨奇病毒引起。

2. 临床表现

（1）流行性角结膜炎：患者多为 20～40 岁成年人及儿童，急性发病，传染性强，可散在或流行性发病。初发时自觉异物感、水样分泌物、疼痛、畏光和流泪等。眼睑水肿、睑球结膜显著充血、球结膜水肿，睑结膜及结膜穹隆部大量滤泡。耳前淋巴结肿大并有压痛。偶有结膜下出血，可出现结膜假膜或膜。也可出现腺病毒性角膜炎，视力可略受影响，以后恢复正常。儿童可有全身症状，如发热、咽痛、中耳炎、腹泻等。

（2）结膜热：常见于 4～9 岁儿童和青少年，夏、冬季节可在幼儿园及学校中流行。前驱症状全身乏力，发热，体温 38.3～40℃。自觉流泪、眼红和咽痛。眼部滤泡性结膜炎，一过性浅层点状角膜炎及角膜上皮下混浊，耳前淋巴结肿大。病程有自限性。

（3）流行性出血性结膜炎：传染性极强，潜伏期短，多为双眼。自觉畏光、流泪、眼红、异物感和剧烈眼痛等。眼睑及结膜充血、水肿，睑结膜滤泡明显增生。球结膜点状或片状出血，多自上方开始。耳前淋巴结肿大。病初角膜上皮有一过性、细小点状的上皮型角膜炎。部分患者有发热不适及全身肌痛。

3. 辅助检查 分泌物涂片镜检见单核细胞增多。

4. 诊断 根据临床表现，分泌物涂片镜检见单核细胞增多可诊断。

5. 治疗

（1）抗病毒药物：如 0.1%疱疹净、0.1%三氮唑核苷、4%吗啉双胍眼药水滴眼。

（2）抗生素眼液：合并感染时加用。

（3）糖皮质激素滴眼液：出现严重的膜或伪膜、上皮或上皮下角膜炎引起视力下降时，可适当应用，使用时应注意时间和频度。

（4）局部冷敷。

6. 预防 传染期间注意隔离，发病期间勿去游泳池等公共场所。

【复习思考题】

1. 简答题

（1）简述流行性角结膜炎的病因、临床表现、诊断和治疗措施。

（2）咽结膜热的病因是什么？有哪些临床表现？

（3）如何流行性出血性结膜炎诊断？

2. 病例分析

找一急流行性角结膜炎典型病例，要求做出以下分析：

（1）诊断及诊断依据；

（2）进一步检查；

（3）治疗原则。

五、免疫性结膜炎

【见习要求】

掌握免疫性结膜炎的临床表现、诊断及治疗。

【见习时数】 0.5学时。

【见习准备】

1. 同学阅读材料中相关章节内容。

2. 教师挑选临床典型病人1人/小组。

3. 各项检查仪器1套/小组。

【见习过程】

1. 讲授病史采集、眼部检查要点，同学分组进行采集病史，并做专科检查。

2. 同学汇报病历摘要、阳性体征。

3. 同学归纳总结病例特点，作出诊断，并说明诊断依据。

4. 结合病人的具体实际，教师以提问的方式小结。

【病史采集要点】

1. 现病史

（1）发病情况：急性或慢性起病?

（2）发病的原因或诱因：有无花粉、药物、角膜接触镜及其清洗液等接触史；

（3）主要症状：有无异物感、烧灼感、发痒、分泌物增多?

（4）伴随症状：有无畏光、流泪、眼痛?

（5）诊疗情况、药物治疗效果及病情发展演变；

（6）一般情况：有无体温升高、身体不适等全身症状?

2. 其他相关病史

（1）有无药物过敏史。

（2）有无花粉、医用药品、角膜接触镜及其清洗液接触史。

（3）有无结核病史。

（4）有无邻近组织炎症蔓延。

【体查要点】

1. 眼睑：皮肤有无红肿，小丘疹、渗出液及睑缘炎等。

2. 结膜：有无结膜充血、乳头增生、滤泡形成，小泡。

3. 分泌物：有无黏胶样或黏液性分泌物。

4. 角膜：角膜缘有无黄褐色或污红色胶样增厚、Horner-Trantas 结节，弥漫性上皮型角膜炎。有无角膜浸润、溃疡、瘢痕、微小血管翳，有无束状角膜炎。

【知识精要】

1. 春季角结膜炎

（1）病因：确切病因尚不明。致病的过敏原可为各类植物的花粉、各种微生物的蛋白质成分、动物皮屑和羽毛等。

（2）临床表现：患者眼部奇痒。临床上分为睑结膜型、角膜缘型及混合型3种。

1）睑结膜型：病变主要在上睑结膜。开始时整个结膜充血，伴有少许黏胶样分泌物。以后睑结膜出现大小不等、扁平的粗大乳头，像铺路石样排列。反复发作后，结膜乳头可完全消退，不遗留瘢痕。

2）角膜缘型：初起时表现为角膜缘呈黄褐色或污红色胶样增厚，以上方角膜缘明显。

3）混合型：睑结膜和角膜缘同时出现上述病变。

各型都可有角膜受累，表现为弥漫性上皮型角膜炎。偶见上方局限的或中央的椭圆形浅表角膜溃疡，愈后遗留轻微的角膜瘢痕。部分患者急性期可在角膜缘见到白色的Horner-Trantas结节。可出现角膜上方微小血管翳，极少见全周角膜血管化。

（3）诊断

1）好发于男性青年，季节性反复发作，奇痒；

2）上睑结膜乳头增生呈扁平的铺路石样，或角膜缘部胶样结节；

3）结膜分泌物中较多嗜酸性粒细胞和散在的嗜酸性粒细胞结节。

（4）治疗：目前尚无根治办法，有一定的自限性。短期用药可减轻症状。

1）糖皮质激素：局部或全身应用，应警惕长期用药可能引起激素性青光眼等并发症。

2）细胞膜稳定剂：如 2%～4%色甘酸钠、2%氯化钙滴眼液等。

3）血管收缩剂（如 0.1%肾上腺素溶液）联合抗组织胺药物（如特非那丁）。

4）屡发不愈的病例，可用 2%环孢素滴眼剂。

5）其他：冷敷、迁移至空调房、寒冷的工作环境或居住地区。

2. 过敏性结膜炎

（1）病因：药物或其他抗原。

（2）临床表现：有速发型和迟发型两种。速发型发病急剧。眼睑皮肤红肿，并有小丘疹、渗出液及睑缘炎等。可伴有轻度的浸润性结膜炎，表现为睑球结膜充血、睑结膜乳头增生、滤泡形成和黏液性分泌物等。

（3）诊断

1）有药物或其他过敏原接触史，脱离接触后症状迅速消退；

2）结膜囊分泌物涂片可见嗜酸性粒细胞增多。

（4）治疗

1）找出并去除过敏原，立即停用引起过敏的药物。

2）局部短期滴用糖皮质激素滴眼液。

3）眼睑及其周围皮肤出现皮疹、红肿及渗出液，用 3%硼酸液湿敷。

4）严重者全身应用抗过敏药物。

3. 泡性角结膜炎

（1）病因：由微生物蛋白质引起的迟发型免疫反应疾病，最常见的微生物是结核杆菌、金黄色葡萄球菌等。

（2）临床表现：多见于营养不良、体质虚弱的儿童。起病时有异物感、流泪等刺激症状。如角膜缘发生泡性病灶，可有严重的畏光、流泪和眼痉挛。球结膜出现微隆起的实性疱疹，灰红色，直径 1～4mm，周围充血。顶端易溃烂形成溃疡。位于角膜缘者，疱疹常较小，呈灰白色圆形浸润，周围球结膜局限性充血。溃疡破溃后10～12d 左右愈合。有时在角膜上皮下形成浅圆形浸润，可发展成溃疡并有血管侵入，形如彗星，愈合后留下角膜薄翳。反复发作者，疱疹可向中央进犯，新生血管也随之长入，称为束状角膜炎。

（3）诊断：根据典型的角膜缘或球结膜处实性结节样小泡，其周围充血等表现即可诊断。

（4）治疗

1）应寻找和治疗诱因，注意补充各种维生素，加强营养和体质锻炼。

2）糖皮质激素滴眼液点眼。

3）伴有细菌感染者，加用抗生素滴眼液和眼膏。

4）严重的角膜瘢痕需要角膜移植治疗。

【复习思考题】

1. 简答题

（1）免疫性结膜炎有几种？

（2）春季角结膜炎的临床分型？

（3）简述过敏性结膜炎的病因、临床表现、诊断及治疗。

（4）简述泡性角结膜炎的病因、临床表现、诊断及治疗。

2. 病例分析

找一春季角结膜炎典型病例，要求做出以下分析：

（1）诊断及诊断依据；

（2）进一步检查；

（3）治疗原则。

六、结膜肿瘤及其他结膜病

【见习要求】

1. 掌握结膜色素痣的临床表现、诊断及治疗。

2. 掌握结膜乳头状瘤的临床表现、诊断及治疗。

3. 掌握睑裂斑的临床表现、诊断及治疗。

4. 掌握翼状胬肉的临床表现、诊断及治疗。

【见习时数】 0.5 学时。

【见习准备】

1. 同学阅读材料中相关章节内容。

2. 教师挑选临床典型病人 1 人/小组。

3. 各项检查仪器 1 套/小组。

【见习过程】

1. 讲授病史采集、眼部检查要点，同学分组进行采集病史，并做专科检查。

2. 同学汇报病历摘要、阳性体征。

3. 同学归纳总结病例特点，作出诊断，并说明诊断依据。

4. 有条件可以参观翼状胬肉手术或观看手术录像。

5. 结合病人的具体实际，教师以提问的方式小结。

【病史采集要点】

1. 现病史

（1）发病情况：病程长短，有无急性或突然变化。

（2）发病的原因或诱因：有无粉尘、紫外线等接触史，有无便秘、外伤、剧烈咳嗽等诱发因素。

（3）主要症状：有无异物感、烧灼感、发痒、眼干？有无流泪、视力下降。

（4）诊疗情况、药物治疗效果及病情发展演变。

2. 其他相关病史

（1）有无人乳头状瘤感染史。

（2）有无家族遗传史。

【知识精要】

1. 结膜色素痣

（1）病因：来源于神经外胚层的先天性良性错构瘤，极少恶变。

（2）临床表现：多发生于角膜缘附近及睑裂部的球结膜，呈不规则圆形，大小不等，界限清楚，略高于结膜面。一般为黑色，色素深浅不一。表面光滑，痣内无血管。

（3）诊断

1）一般为先天性，自小出现；

2）色素结节，表面光滑；

3）多发生于角膜缘附近及睑裂部的球结膜。

（4）治疗：一般不需治疗，如影响美观可手术切除，需切除彻底并送病理检查。

2. 结膜乳头状瘤

（1）病因：人乳头瘤病毒感染。

（2）临床表现：发生于角膜缘、泪阜及睑缘部，瘤体色鲜红，呈肉样隆起。

（3）诊断：根据临床表现及活检可诊断。

（4）治疗：手术切除，切除后易复发。

3. 睑裂斑

（1）病因：通常认为是紫外线诱发胶原变性的结果。

（2）临床表现：睑裂区角巩膜缘连接处水平性的、三角形或椭圆形、隆起的、灰黄色的球结膜结节。鼻侧发生多且早于颞侧，多为双侧性。睑裂部接近角膜缘处的球结膜出现三角形隆起的斑块，三角形基底面朝向角膜。

（3）诊断：根据典型的角巩膜缘处球结膜三角形基底面朝向角膜的斑块即可诊断。

（4）治疗

1）一般不需治疗。

2）发生睑裂斑炎，予以作用较弱的糖皮质激素或非甾体消炎药滴眼。

3）严重影响外观、反复慢性炎症或干扰佩戴角膜接触镜时可考虑手术切除。

4. 翼状胬肉

（1）病因：确切病因与发病机制尚未完全清楚，但居住地区的地理位置以及暴露于日光和风沙下时间与其发生有密切关系。紫外线可能是引起翼状胬肉的主要因素，另外遗传也是发病中不可忽视的一个因素。

（2）临床表现：多双眼发病，以鼻侧多见。睑裂区肥厚的球结膜及其下纤维血管组织呈三角形向角膜侵入。典型的胬肉可分为头、颈、体三部分，之间没有明显分界。

（3）诊断：翼状胬肉的病变直观，诊断不难，需同其他疾病鉴别。

1）假性胬肉：由于外伤、手术、炎症等导致，没有清晰的头、颈、体三部分，可发生在角膜的任何位置。

2）睑裂斑：位于睑裂区角膜两侧的球结膜，黄白色的三角形外观，很少侵及角膜。

3）结膜肿瘤：一些结膜肿瘤在发病初期与翼状胬肉相似，但良性肿瘤很少侵犯角膜，恶性肿瘤生长迅速，呈不规则外观。病理检查可明确。

（4）治疗

1）胬肉小而静止时一般不需要治疗，应尽可能减少风沙、阳光等刺激。

2)胬肉进行性发展,侵及瞳孔区,可进行手术治疗,但有一定复发率。

5. 结膜结石、球结膜下出血

(1)结膜结石:睑结膜面出现的黄白色凝结物,常见于慢性结膜炎患者或老年人。患者一般无症状,结石突出结膜面后可有异物感,可在表面麻醉下剔除。

(2)球结膜下出血:单眼多见,可发生于任何年龄段。可有激烈咳嗽、呕吐病史,可有外伤、结膜炎症、高血压、动脉硬化、肾炎等病史。初期出血呈鲜红色,以后变为棕色,可自行吸收。治疗无特殊,早期可冷敷,两天后热敷。

【复习思考题】

1. 简答题

(1)翼状胬肉和睑裂斑的鉴别诊断?

(2)简述结膜结石的病因、临床表现、诊断及治疗。

(3)简述结膜色素痣的病因、临床表现、诊断及治疗。

(4)结膜下出血的原因?

2. 病例分析

找一翼状胬肉的典型病例,要求做出以下分析:

(1)诊断及诊断依据;

(2)进一步检查;

(3)治疗原则。

七、眼部给药法

【见习要求】

1. 掌握点眼药水法。

2. 掌握点眼膏法。

3. 掌握球结膜下注射法。

【见习时数】 1 学时。

【见习准备】

1. 同学阅读材料中相关章节内容。

2. 教师挑选临床典型病人 1 人/小组。

3. 各项操作器械/小组。

【见习过程】

1. 讲授点眼药水、点眼膏及球结膜下注射的适应证及禁忌证、操作流程、并发症及处理。

2. 教师给学生示范点眼药水、点眼膏及球结膜下注射操作过程。

3. 学生完成点眼药水、点眼膏及球结膜下注射操作。

4. 结合学生操作，教师和学生共同分析及小结。

【知识精要】

1. 点眼药水法

（1）适应症

1）眼病患者需滴用药物进行治疗时。

2）眼科检查需滴用表面麻醉药或散瞳药等药物时。

（2）禁忌症：有明确的相关药物过敏史者

（3）操作流程

1）嘱患者头稍后仰或平卧，眼向上注视。

2）滴药者用手指牵开下睑。

3）将药液滴入下穹隆部，一般每次 1～2 滴。

4）轻提上睑使药液充分弥散。

5）滴药后嘱患者轻轻闭合眼睑数分钟。

（4）注意事项

1）滴药前应核对所滴的药液标签。

2）滴药时滴管或瓶口避免接触眼睑或睫毛。

3）药液避免直接滴于角膜上。

4）对于溢出眼部的药液应及时拭去，以免患者不适或流入口腔内被吸收。

5）某些药物，如散瞳药、p 受体阻滞药，滴药后及时压迫泪囊区 3min，可减少药液经泪道进入鼻黏膜吸收。

6）滴用多种药物时，前后药物之间应间隔 10min。

2. 点眼膏法

（1）适应症：眼病患者需涂用眼膏进行治疗时。

（2）禁忌症：无。

（3）操作流程

1）嘱患者头稍后仰或平卧，眼向上注视。

2）滴药者用手指牵开下睑。

3）将消毒玻璃棒一端蘸眼膏少许，与睑裂平行，自颞侧涂人下穹隆部。

4）嘱患者轻轻闭眼，再抽出玻璃棒。

（4）注意事项

1）滴药前应核对所用药膏。

2）如不用玻璃棒，也可以类似的消毒器具替代，或直接将眼膏挤入结膜囊内。但注意涂药时瓶口不能接触眼睑或睫毛。

3. 球结膜下注射法

（1）适应症：需要结膜下给药时。

（2）禁忌症

1）有明显出血倾向者。

2）眼球有明显穿通伤口，并未进行缝合者。

（3）操作流程

1）嘱患者取仰卧位或坐位。

2）眼部滴用表面麻醉药。

3）以手指牵开眼睑。

4）常用注射部位为颞下方近穹隆部。

5）注射针头应与角膜缘平行刺人结膜下，缓缓地注入药液。

6）拔出针头，滴抗菌药物滴眼液。

（4）注意事项

1）结膜下注射时谨防针头穿通眼球壁。

2）除颞下方结膜下为常用的注射部位外，其他部位也可作为注射部位

3）多次注射时，可不断地变换注射部位。

4）注射时，针头不能朝向角膜或距离角膜缘太近，以免发生危险。

5）结膜下注射可能会伤及结膜血管，引起结膜下出血。可对患者进行解释，不必惊恐，不会有严重后果，可予以热敷。

【复习思考题】

（1）点眼药水法的适应证，禁忌证和注意事项？

（2）点眼膏法的适应证，禁忌证和注意事项？

（3）球结膜下注射术的适应证，禁忌证和注意事项？

笔记栏

（刘 翀）

见习五　角　膜　病

【见习要求】

1. 掌握角膜炎概论的病因、病理、临床表现、诊断和治疗。

2. 掌握细菌性角膜炎、真菌性角膜炎、单纯疱疹病毒性角膜炎的病因、临床表现、诊断及治疗。

3. 掌握棘阿米巴角膜炎、角膜基质炎、角膜软化症的病因、诊断和治疗。

4. 熟悉神经麻痹性角膜炎、暴露性角膜炎的病因、诊断和治疗。

5. 熟悉蚕蚀性角膜溃疡、圆锥角膜、带状角膜变性的临床特点及处理。

【见习时数】　4 学时。

【见习准备】

1. 同学阅读眼科学第八版角膜病章节内容。

2. 教师挑选细菌性角膜炎、真菌性角膜炎、单纯疱疹病毒性角膜炎临床典型病人 1 人/小组。

3. 教师准备棘阿米巴角膜炎、角膜基质炎、角膜软化症、神经麻痹性角膜炎、暴露性角膜炎病例照片 1 份/小组。

4. 各项检查仪器 1 套/小组。

【见习过程】

1. 讲授病史采集、眼部检查要点，同学分组进行采集病史，并做专科检查；

2. 同学汇报病历摘要、阳性体征；

3. 同学归纳总结病例特点，作出诊断，并说明诊断依据；

4. 结合病人的具体实际，教师以提问的方式小结。

【病史采集要点】

1. 现病史

（1）发病情况：缓慢或急骤起病？

（2）发病的原因或诱因：感染性、内源性、局部蔓延？是否有外伤史、感冒史？何种外伤？接触镜佩戴史？

（3）主要症状：是否眼痛、畏光、流泪、异物感、眼睑痉挛、视力障碍？分泌物的质与量？

（4）伴随症状：有无耳前淋巴结肿痛、发热、唇部和皮肤单疱、皮肤干燥粗糙？

（5）诊疗情况：在何处就诊过？做过何种检查？用何药物及疗效如何？

（6）一般情况：精神、体力、饮食、大小便如何？体重有何变化？

2. 其他相关病史

（1）有无药物过敏史、毒物及疫水接触史、预防接种史、输血史、传染病病史等。

（2）其他既往病史（如高血压、糖尿病、中毒、创伤或手术等）。

【体查要点】

1. 体温、脉搏、呼吸、血压、体位、神志。

2. 结膜：有无睫状充血或混合性充血？

3. 角膜：有无浸润、溃疡、上皮组织缺损？荧光素染色是否着色？有无角膜新生血管、角膜云翳、角膜斑翳、角膜白斑？有无角膜穿孔，角膜瘘，粘连性角膜白斑、角膜葡萄肿？

4. 分泌物：有无分泌物？量的多少？

5. 虹膜：有无无菌性及有菌性虹膜睫状体炎？

6. 眼压：是否升高？

7. 有无耳前淋巴结肿大、压痛。

8. 实验室检查：角膜刮片或角膜组织活检。

【知识精要】

1. 角膜炎的病因

（1）感染性：细菌、病毒、真菌、衣原体、棘阿米巴以及结核分枝杆菌和梅毒螺旋体。

（2）内源性：某些全身病波及角膜，一些免疫性全身病也出现角膜病变。

（3）局部蔓延：被邻近组织的炎症波及。

2. 角膜炎的专科检查 患者有眼部疼痛，畏光、流泪、睑痉挛等刺激症状；视力下降的程度与病灶部位有关。

3. 角膜炎的眼部体征 结膜睫状充血，可见角膜浸润、角膜溃疡与角膜新生血管，角膜上皮组织缺损时荧光素着色，溃疡愈合后可形成角膜云翳、角膜斑翳、角膜白斑。病情发展，可有角膜穿孔，形成角膜瘘，此时极易发生眼内感染，导致全眼球炎，眼球萎缩失明。角膜瘘愈合后形成粘连性角膜白斑，可引起继发性青光眼，角膜葡萄肿。严重时可伴发无菌性及有菌性虹膜睫状体炎。因感染的病原体种类不同可见不同性状的分泌物。

4. 角膜炎治疗

（1）治疗原则：去除病因，控制感染，促进愈合减少疤痕形成，预防及处理并发症。

（2）抗感染：通过局部滴、涂药，球结膜下注射，全身用药等方式进行抗细菌、抗病毒、抗真菌、抗棘阿米巴治疗。刮取角膜坏死组织涂片、培养找病原体及药敏试验。

（3）抗炎：在有使用指征时与抗病原体药物控制下

使用非甾体类抗炎药，类固醇激素。

（4）有虹膜睫状体炎时扩瞳。

（5）其他治疗：胶原酶抑制剂，大量 VitC、Bco，包眼，热敷等。

（6）手术疗法：濒于穿孔的角膜溃疡可行球结膜瓣遮盖、羊膜移植及角膜移植。穿孔加压包扎后前房不形成者行穿透角膜移植。有角膜疤痕、视力＜0.1 者，可考虑光学性角膜移植或人工瞳孔。

5. 细菌性角膜溃疡

（1）病因：致病菌为表皮葡萄球菌、绿脓杆菌、金黄色葡萄球菌、肺炎双球菌等，常见诱因为外伤及剔角膜异物处理失误。

（2）临床表现特点：发病急，一般伤后 24～48h 发病，症状重。

（3）专科检查特点：G^+菌为角膜分散局灶性脓肿病灶，G^-菌角膜病灶为弥漫性，扩散迅速，灰白色，液化性坏死。

（4）诊断：根据外伤史、急性发病、病灶特点与培养结果即可诊断。

（5）治疗

1）抗细菌的药物治疗：广谱或敏感抗生素抗生素频滴眼，使用前宜行角膜病灶取材培养及药敏试验，必要时球结膜下注射或者全身用药。

2）抗炎、扩瞳及手术治疗原则同角膜炎治疗。

6. 真菌性角膜溃疡

（1）病因：常见致病菌为镰刀菌属、念珠菌属、曲菌属、青霉菌属、酵母菌等，常见诱因为植物性角膜损伤，如树枝、甘蔗叶、稻谷等。

（2）临床表现特点：起病相对缓慢，眼部症状相对轻。

（3）专科检查特点：角膜病灶呈灰白色、欠光泽，外观干燥、粗糙，表面微隆起，病灶周围浅沟，有“菌丝苔被”、“伪足”及“卫星灶”等特征性表现，角膜后表面斑块状沉着物，黏稠的前房积脓，角膜未发生穿孔时亦可发生真菌性眼内炎。

（4）诊断：根据植物损伤角膜后发病，起病缓慢，眼部症状相对轻，典型的角膜病灶特点，可作出初步诊断。溃疡灶刮片找到菌丝、孢子、酵母状菌体，培养分离到真菌即可确诊。必要时病灶角膜组织活检。

（5）治疗

1）抗真菌药物治疗，使用前宜行角膜病灶取材培养及药敏试验，强调联合用药，及多途径给药。

2）抗炎、扩瞳原则同前。

3）正规系统的药物治疗 1 周以上无效应考虑手术治疗。

7. 单纯疱疹病毒性角膜炎

（1）病因：单纯疱疹病毒 I 型感染，常见诱因为感冒、受凉。

（2）临床表现特点：起病较缓慢，眼部症状相对较轻；

（3）专科检查特点：表现为树枝状或地图状上皮性角膜炎、盘状角膜炎或坏死性角膜基质炎。

（4）诊断：根据受凉熬夜、感冒发热后发病，常有复发的病史，临床表现与角膜病灶特点即可初步诊断；必要时行病原体检测。

（5）治疗

1）药物治疗　①应用抗病毒药，溃疡型用 1%无环鸟苷联合高浓度干扰素疗效佳；②盘状角膜炎可合并使用类固醇激素；③扩瞳、免疫调节剂及中药等。

2）手术治疗：角膜穿孔时行治疗性穿透角膜移植，有后遗白斑行光学性角膜移植。

8. 棘阿米巴角膜炎

（1）病因：为棘阿米巴原虫感染引起的慢性、进行性和溃疡性角膜炎。常见诱因为配戴角膜接触镜。

（2）临床表现特点：常为单眼发病，为一种慢性、进行性、溃疡性角膜炎。

（3）专科检查特点：早期为上皮浸润混浊，基质浸润及沿角膜神经放射状浸润，伴剧痛，典型的环状浸润。

（4）诊断：根据眼部接触污染了的水源，或污染了的接触镜或其清洗液的病史，发生慢性起伏的上皮/基质角膜炎即可初步诊断，共焦显微镜检查及实验室检查可以提供确诊依据。

（5）治疗

1）药物治疗：新霉素或普罗帕咪滴眼（propamid），q1h；克霉唑、咪康唑、酮康唑眼水眼膏，自然疗程 4 个月；抗炎，扩瞳及对症处理等。

2）手术治疗：早期上皮清创；药物治疗失效，可行穿透性角膜移植。

9. 角膜基质炎

（1）病因：可由致病微生物直接侵犯角膜基质所致，也可与微生物抗原与血循环抗体在角膜基质内发生的免疫反应有关。最常见的原因为先天性梅毒，结核、单纯疱疹、麻风、腮腺炎、带状疱疹等也可引起本病。

（2）专科检查特点：盘状角膜炎是角膜基质炎的典型类型。表现为角膜中央区基质呈盘状水肿，一般不伴有炎性细胞浸润，角膜上皮完整。严重者可出现角膜上皮微囊样水肿，甚至大泡。可有 KP。

（3）临床表现特点：多在青少年时期发病，成年后发病者少见。开始为单侧性，以后常累及双眼。

（4）诊断：根据典型的临床体征可以诊断，其具体病因需要详细询问病史及详细的全身体格检查才能确定。

（5）治疗：根据病因全身给予抗梅毒、抗结核和抗病毒等治疗。眼部治疗主要为预防并发症，通常需要使用激素治疗。

10. 角膜软化症

（1）病因：VitA 缺乏引起。常由于喂养不当、吸收不良、慢性腹泻或患其他消耗性疾病如麻疹、肺炎病程迁延等因素引起。

（2）临床表现特点：多见于婴幼儿，双眼同时受累。患儿消瘦，精神萎靡，皮肤干燥，声音嘶哑等。早期出现夜盲，因幼儿不能自述，常被忽略。

（3）专科检查特点：早期出现角结膜干燥症，可见 Bitot 斑，随病情发展，逐步出现角膜软化，融解，角膜穿孔，眼内容物脱出。

（4）诊断：根据病史，临床表现及专科检查特点即可诊断。

（5）治疗：补充 VitA、VitB1、VitBco 等；预防感染。

11. 神经麻痹性角膜炎

（1）病因：三叉神经遭受外伤、炎症、手术或肿瘤等破坏时，角膜失去知觉与反射性瞬目的防御作用，角膜上皮干燥，且易受机械性损伤而引起的角膜炎。

（2）临床表现及专科检查特点：继发细菌感染表现类似细菌性角膜炎，但病情发展更加迅速，而患者没有眼部刺激症状。

（3）治疗

1）早期主要是保护角膜上皮，预防感染，促进角膜缺损灶的愈合。

2）药物治疗无效时可行睑缘缝合术。

3）已发展为化脓性角膜溃疡者，按其原则处理。

4）治疗导致三叉神经损害的原发疾病。

12. 暴露性角膜炎

（1）病因：因眼睑缺损、眼球突出、上睑下垂矫正手术、瘢痕性眼睑外翻造成上睑滞留和睑闭合不全时，角膜暴露、干燥、上皮脱落而继发感染的角膜炎症。面神经麻痹、昏迷或深麻醉也可导致此病。

（2）专科检查特点：表现为暴露区域的角膜及结膜出现干燥甚至溃疡。

（3）治疗

1）去除暴露因素是治疗的关键。

2）人工泪液及抗生素滴眼液滴眼，睡前涂抗生素眼药膏。

3）配戴软性角膜接触镜。

4）为避免角膜溃疡发展，可行睑缘缝合术，或结膜瓣遮盖术。

5）根据病因，可选择不同的手术处理，使其恢复闭睑功能。

13. 蚕蚀性角膜溃疡

（1）病因：是一种原发性、慢性、疼痛性角膜溃疡，通常位于角膜周边部，呈进行性发展。其确切病因尚不清，可能的因素包括角膜外伤、手术或感染（蠕虫、带状疱疹、梅毒、结核、丙型肝炎、沙门氏菌等）。

（2）临床表现：主要症状有剧烈眼痛、畏光、流泪及视力下降。病变初期，周边部角膜出现浅基质层浸润，常位于角膜内侧或外侧，随后浸润区出现角膜上皮缺损，继而形成溃疡。溃疡沿角膜缘呈环状发展，并向中央区浸润，浸润缘呈潜掘状，略为隆起，最终可累及全角膜。少数患者溃疡向深层发展，可引起角膜穿孔。在溃疡区与角膜缘之间无正常角膜组织分隔，且溃疡不超过角膜缘侵犯巩膜是本病的特点。当溃疡向中央发展时，溃疡周边区上皮可逐渐修复，伴新生血管长入，出现周边部纤维血管膜样增殖。

（3）治疗

1）局部可用糖皮质激素或胶原酶抑制剂（如2%半胱氨酸眼药水）点眼。1%～2%环孢霉素 A 油剂或他克莫司（FK506）滴眼剂点眼对本病有一定疗效。

2）局部使用抗生素眼药水及眼膏预防继发感染。

3）适当补充维生素类药物。

4）对病情严重或双眼患者，全身应用免疫抑制剂如环磷酰胺、氨甲蝶呤和环孢霉素 A 有一定疗效。

5）手术治疗。病灶局限于周边部且较表浅者，行角巩膜病灶浅层切除联合相邻区结膜切除术，可望控制病情；如病变较大或已侵犯瞳孔区，可根据病变范围，采用新月型、指环型或全板层角膜移植；如溃疡深有穿孔危险或角膜已穿孔，可行穿透性角膜移植。术后应继续药物治疗，使用环孢霉素 A 或他克莫司（FK506）对预防复发有一定疗效。

14. 圆锥角膜

（1）病因：是一种表现为局限性角膜圆锥样突起，伴突起区角膜基质变薄的先天性发育异常。其发病与遗传因素有关，但遗传背景和遗传方式复杂。可伴有其他先天性疾患如先天性白内障、Marfan 综合征、无虹膜、视网膜色素变性等。

（2）临床表现：表现为视力进行性下降，初期能用近视镜片矫正，后期因不规则散光而需戴接触镜才能矫正视力。典型体征为角膜中央或旁中央锥形扩张，为圆形或卵圆形，角膜基质变薄区在圆锥的顶端最明显。圆锥突起可导致严重的不规则散光及高度近视，视力严重下降，即使戴接触镜也不能矫正视力。

（3）治疗

1）早、中期患者可配戴框架眼镜或硬性角膜接触镜矫正视力。

2）视力不能矫正或圆锥角膜发展较快者应行角膜移植术，穿透性角膜移植和深板层角膜移植均是有效的手术方法。

【复习思考题】

1. 简答题

（1）细菌性、真菌性、单纯疱疹病毒性角膜炎常见诱因有哪些？

（2）细菌性、真菌性、单纯疱疹病毒性角膜炎临床特点？

（3）角膜炎使用激素治疗的指征及注意事项？

（4）暴露性角膜炎与角膜软化症是由什么原因引起？如何预防？

（5）治疗细菌性角膜炎抗生素选择的原则有哪些？最主要的给药途径是什么？有哪些注意事项？

2. 病史采集训练

某男，28 岁，车工，被铁屑溅入右眼红痛、畏光、流泪、视力下降 2 天入院。请围绕主诉采集相关病史。

3. 病例分析

各找一细菌性及真菌性角膜炎典型病例，要求做出以下分析：

（1）诊断及诊断依据；

（2）鉴别诊断；

（3）进一步检查；

（4）治疗原则。

笔记栏

（肖启国）

见习六　晶状体病

【见习要求】

1. 掌握白内障的病因、分类及临床表现。

2. 掌握年龄相关性白内障的临床表现、诊断及治疗。

3. 掌握先天性白内障的病因、诊断及手术治疗时机。

4. 掌握并发性白内障、外伤性白内障、后发性白内障的概念、诊断和治疗。

5. 熟悉代谢性白内障、药物与中毒性白内障的诊断和治疗。

6. 熟悉白内障的发病机制。

【见习时数】　4学时。

【见习准备】

1. 见习学生阅读教材中相关章节内容。

2. 带教教师为每一见习小组挑选一个临床典型病人。

3. 每小组各使用一套检查仪器。

【见习过程】

1. 带教教师讲授病史采集、眼部检查要点，见习同学分组进行采集病史，并做专科检查。

2. 见习同学汇报病历摘要、阳性体征。

3. 见习同学归纳总结病例特点，作出诊断，并说明诊断依据。

4. 结合病人的具体实际，教师以提问的方式作小结。

【病史采集要点】

1. 现病史

（1）发病情况：缓慢或急骤起病？

（2）发病的原因或诱因：外伤性、并发性、代谢性、药物及中毒性、发育性、后发性、年龄相关性？

（3）主要症状：有无视力障碍、色觉异常、对比敏感度下降、屈光改变、单眼复视或单视、炫光、视野缺损？

（4）诊疗情况：在何处就诊过？做过何种检查？做过何处理及疗效如何？

（5）一般情况：精神、体力、饮食、大小便如何？体重有何变化？

2. 其他相关病史

（1）有无药物过敏史、毒物及疫水接触史、预防接种史、输血史、传染病病史等。

（2）其他既往病史（如烧伤、炎症、外伤或手术等）。

【体查要点】

1. 体温、脉搏、呼吸、血压、体位、神志。

2. 全面而详细的眼部临床检查。

3. 相应的实验室检查：血糖、血钙等。

【知识精要】

1. 病因

（1）年龄相关性白内障：不明，可能与环境、营养、代谢和遗传等多种因素有关。

（2）先天性白内障：可能与遗传，母亲怀孕头 3 个月宫内病毒性感染、或应用某些药物，怀孕期患有某些代谢性疾病有关。

（3）外伤性白内障：眼球钝挫伤、穿通伤和爆炸伤等。

（4）代谢性白内障：代谢障碍。

（5）并发性白内障：眼内疾病。

（6）药物及中毒性白内障：长期接触或应用某些药物或化学药品。

（7）放射性白内障：放射线。

（8）后发性白内障：白内障囊外摘除术，晶状体外伤。

2. 分类

（1）按病因：年龄相关性、外伤性、并发性、代谢性、中毒性、辐射性、发育性和后发性等白内障等。

（2）按发病时间：分为先天性白内障和后天获得性白内障等。

（3）按晶状体混浊形态：分为点状、冠状和绕核性白内障等

（4）按晶状体混浊部位：分为皮质性白内障、核性白内障和囊膜下白内障等。

3. 临床表现 白内障的主要临床表现是视力障碍，晶状体混浊。

（1）年龄相关性白内障

1）皮质性白内障：最常见。按发展过程可分为 4 期：①初发期：晶状体皮质内可见空泡、水裂和板层分离，常见位于前后皮质的楔形混浊，此期视力一般不受影响。②膨胀期：晶状体混浊继续加重，皮质肿胀，晶状体体积变大，前房变浅，可诱发急性闭角型青光眼急性发作，晶状体呈不均匀的灰白色混浊，可见皮质内的空泡、水裂和板层分离，斜照法检查时，可见虹膜投影，视力明显下降。③成熟期：晶状体恢复原来体积，前房深度正常，晶状体混浊逐渐加重至全部混浊，虹膜投影消失，视力降至眼前手动或光感，眼底难以窥入。④过熟期：晶状体体积缩小，囊膜皱缩，表面出现钙化点，前房加深，虹膜震颤，晶状体纤维分解液化后可形成 Morgagnian 白内障，核下沉时，视力突然提高；可发生晶状体诱导的葡萄膜炎、继发性青光眼、晶状体脱位。

2）核性白内障：晶状体混浊从胎儿核或成人核开始，早期晶状体核呈黄色混浊，由于核屈光力的增强，可发生晶体性近视，随年龄增大晶状体核的颜色逐渐加深呈棕黄色或棕黑色，后期眼底难以窥入，视力极度减退。

3）后囊膜下白内障：后囊膜下浅层皮质可见棕黄色混浊，有小空泡和结晶样颗粒，形似锅巴状。由于混浊位于视轴，早期就会出现明显视力障碍。

（2）先天性白内障：可为单侧或双侧。常为静止性，少数出生后继续发展。根据晶状体混浊部位、形态和程度常见有前极白内障、后极白内障、冠状白内障、点状白内障、绕核性白内障、核性白内障、全白内障、膜性白内障等类型。

（3）外伤性白内障：儿童、年轻人多见，一般为单眼。晶状体混浊的部位、形态和程度因外伤的性质和程度不同而不同。视力障碍与损伤程度及晶状体混浊情况有关，瞳孔区晶状体混浊，视力可很快减退。可同时伴有前房出血、前房角后退、晶状体脱位、继发性青光眼、葡萄膜炎等病情。

（4）代谢性白内障：因各种代谢障碍引起的晶状体混浊。常见有糖尿病性白内障、半乳糖性白内障、手足搐搦性白内障。

（5）并发性白内障：是指眼部疾病引起的白内障，患者常有原发病的表现，如葡萄膜炎、青光眼、视网膜色素变性等，多为单眼。正确地诊断原发病至关重要。

（6）药物及中毒性白内障：长期接触或应用某些药物或化学药品而导致的晶状体混浊。常见有糖皮质激素所致的白内障、缩瞳剂所致的白内障、氯丙嗪所致的白内障、三硝基甲苯所致的白内障等，患者有药物或化学药品的接触史，晶体混浊的形态和位置与接触药物或化学物品的种类有关。

（7）放射性白内障：因放射线所致的晶状体混浊。常见有红外线所致白内障、电离辐射所致白内障、微波所致白内障等。

（8）后发性白内障：白内障囊外摘除（包括超声乳化摘除）术后，或晶状体外伤后，残留的皮质或晶状体上皮细胞增生所形成的晶状体后囊膜混浊。三年以上的发生率可高达 30%～50%，儿童期白内障术后几乎均发生。患者可有视物变形和视力下降，晶状体后囊膜出现机化组织和 Elschnig 珠样小体，常出现虹膜后粘连。视力下降的程度与晶状体后囊膜混浊的程度及厚度有关。

4. 诊断 根据病史，晶状体混浊的形态、位置和视力情况可明确诊断，可针对不同情况，选择一些实验室检查。

5. 治疗

（1）年龄相关性白内障

1）手术适应证：①视功能不能满足患者的需要，而手术后可改善患者视功能并提高生活质量；②晶状体混浊妨碍眼后节疾病的最佳治疗；③因晶状体引起其他病变，如晶状体溶解、晶状体过敏反应等引起的炎症，晶状体膨胀诱发的闭角型青光眼等；④影响美观时，可以在患者的要求下行手术治疗。

2）手术禁忌证：①患者不愿手术，不能获得患者或其代理人的知情同意；②患者的生活质量没有受到影响，或能通过眼镜或者其他辅助装置能获得患者需要的视力时；③患者伴有其他严重疾病，不能安全的完成手术。

3）术前检查和准备：①眼部检查包括：a.检查患者的视力、光感及光定位、红绿色觉；b.裂隙灯、检眼镜检查，记录角膜、虹膜、前房、视网膜情况以及晶状体混浊情况，排除眼部活动性炎症等病变。②特殊检查包括：a.眼压；b.角膜曲率以及眼轴长度测量，计算人工晶状体度数；c.角膜内皮细胞；d.眼部B超等检查。③全身检查包括：a.对高血压、糖尿病患者控制血压、血糖（空腹血糖8.0mmol/L以下）；b.心、肺、肝、肾等脏器功能检查，确保可耐受手术，必要时请内科会诊。④白内障术后视力预测：a.光定位检查，是判断视网膜功能是否正常的一种简单有效的方法，当光定位不准确时，提示患眼的视网膜功能可能较差；b.视觉电生理检查，电生理包括视网膜电图（electroretinogram，ERG）检查和视觉诱发电位（visual-evoked protential，VEP）检查，ERG检查可反映视网膜视锥细胞和视杆细胞功能，VEP检查可反映黄斑病变和视神经功能异常；c.激光干涉仪检查，与黄斑视功能密切相关；d.内视性图像检查。⑤术前准备包括术前冲洗结膜囊和泪道，散瞳剂扩大瞳孔等。

4）手术方法：①白内障针拨术；②白内障囊内摘除术；③白内障囊外摘除术；④超声乳化白内障吸除术；⑤人工晶体植入术。

（2）先天性白内障

1）对视力影响不大的，定期观察。明显影响视力的，可选择晶状体切除术或晶状体吸除术。

2）为获得良好视力，应尽早手术。注意因风疹病毒引起的白内障不宜过早手术。

3）无晶状体眼为防治弱视，需进行屈光矫正和视力训练，促进融合功能的发育。常用矫正方法有眼镜矫正、角膜接触镜或IOL植入，IOL植入一般最早在2岁进行手术。

（3）外伤性白内障：影响视力不大者，可随诊观察。

明显影响视力或皮质接触角膜内皮时，应行白内障摘除术。患者多为单眼，术后应尽量植入 IOL。

（4）代谢性白内障：应积极治疗原发病。视力明显障碍时，可行白内障摘除术和 IOL 植入术。糖尿病患者术前应控制好血糖，有糖尿病性视网膜病变，术前做视网膜光凝，术后继续治疗眼底病变。手足搐搦性白内障术中容易出血，应予注意。

（5）并发性白内障：积极治疗原发病。视力明显障碍，光定位准确，红绿色觉正常，可行白内障手术。术前应控制好眼部炎症，适当时可植入 IOL，术前术后，局部或全身应用足量的糖皮质激素。

（6）药物及中毒性白内障：应注意合理用药，定期检查晶状体。发现问题，立即停药，脱离接触。视力明显障碍时，手术治疗。

（7）放射性白内障：工作时配戴防护眼镜。视力明显障碍时，手术治疗。

（8）后发性白内障：视力明显障碍时，可用 Nd：YAG 激光切开，或手术切除、剪开。

【复习思考题】

1. 简答题

（1）简述年龄相关性白内障的临床表现、诊断及治疗；

（2）先天性白内障的病因是什么？如何诊断？手术治疗时机及后续治疗？

（3）何谓并发性白内障？如何治疗？

（4）何谓外伤性白内障？如何治疗？

（5）何谓后发性白内障？如何治疗？

2. 病史采集训练

某男，68 岁，因双眼视力逐渐下降 10 年，右眼视物不清半年入院。请围绕主诉采集相关病史。

3. 病例分析

找一外伤性白内障典型病例，要求做出以下分析：

（1）诊断及诊断依据；

（2）鉴别诊断；

（3）进一步检查；

（4）治疗原则。

笔记栏

（谭　娟）

见习七　青　光　眼

【见习要求】

1. 掌握原发性闭角型青光眼的病因、临床表现、诊断、鉴别诊断和治疗。

2. 掌握原发性开角型青光眼的病因、临床表现、诊断、鉴别诊断和治疗。

3. 熟悉常见继发性青光眼的病因、临床表现、诊断、鉴别诊断和治疗。

4. 了解先天性或发育性青光眼的病因、临床特征和治疗。

【见习时数】　4学时。

【见习准备】

1. 同学阅读材料中相关章节内容。

2. 教师挑选临床典型病人1人/小组。

3. 各项检查仪器1套/小组。

【见习过程】

1. 讲授病史采集、眼部检查要点，同学分组进行采集病史，并做专科检查。

2. 同学汇报病历摘要、阳性体征。

3. 同学归纳总结病例特点，作出诊断，并说明诊断依据。

4. 结合病人的具体实际，教师以提问的方式小结。

【病史采集要点】

1. 现病史

（1）发病情况：缓慢或急骤起病?

（2）发病的原因或诱因：视力疲劳、情绪激动、外伤、用激素病史、眼部炎症等?

（3）主要症状：是否疼痛、畏光、流泪、异物感、眼睑痉挛、视力障碍、视野受损？

（4）伴随症状：恶心、呕吐、头痛等？

（5）诊疗情况：在何处就诊过？做过何种检查？做何处理及疗效如何？

（6）一般情况：精神、体力、饮食、大小便如何？体重有何变化？

2. 其他相关病史

（1）有无药物过敏史、毒物及疫水接触史、预防接种史、输血史、传染病病史等。

（2）其他既往病史（如高血压、糖尿病、中毒、创伤或手术等）。

（3）家族史：家族中有无相关青光眼病史。

【体查要点】

1. 体温、脉搏、呼吸、血压、体位、神志。

2. 全面而详细的眼部临床检查（视力、裂隙灯、眼压、眼底检查）。

3. 前房角镜检查、UBM 检查。

4. 视野检查。

5. OCT 检查。

【知识精要】

1. 急性闭角型青光眼（acute ACG）

（1）病因：病因尚未完全明了，眼球局部的解剖结构变异，被公认是主要因素，包括眼轴较短、角膜较小、前房浅、房角狭窄，且晶状体较厚等。情绪激动，局部或全身应用抗胆碱药物，暗室停留时间过长，长时间阅读、疼痛和疲劳，是其常见诱因。

（2）临床表现：轻者可无任何症状，或一过性雾视、虹视，同侧额部疼痛、鼻根部酸胀，严重者突发剧烈头痛、眼痛、畏光、流泪，视力严重减退，伴恶心、呕吐等全身症状。

（3）专科检查：眼睑水肿，混合性充血，角膜上皮水肿，色素性 KP，前房浅，房水混浊，瞳孔竖椭圆形散大，光反射消失。眼压升高。房角镜检查房角关闭。

（4）诊断：根据临床表现、专科检查和房角镜检查即可诊断。急性闭角型青光眼可分为 5 期，各期特征如下：

1）临床前期：一眼确诊为急性发作，另一眼没有任何症状即可诊断。或无自觉症状，但有虹膜膨隆、前房浅、房角狭窄等表现，激发试验下眼压明显升高，也可诊断。

2）先兆期：特点为一过性或反复的小发作。多在傍晚时分，突感雾视、虹视，或伴同侧额部疼痛、鼻根部酸胀。休息片刻即自行缓解或消失。发作时眼压常大于 40mmHg，结膜不充血或轻度充血，角膜轻度雾状水肿，前房极浅，房角大范围关闭，瞳孔稍大，光反射迟钝。缓解后仅有特征性浅前房。

3）急性发作期：剧烈头痛、眼痛、畏光、流泪，常视力减退至数指或手动，多伴有恶心、呕吐等全身症状。专科检查见眼睑水肿，混合性充血，角膜上皮水肿，色素 kp，前房极浅，周边前房基本消失，房水可混浊，瞳孔常呈竖椭圆形，中等散大，光反射消失，可有局限性后粘连。房角完全关闭、多有色素沉着，眼压一般大于 50mmHg。眼底多不能窥及，或见视网膜动脉搏动、视网膜血管阻塞或视盘水肿。眼压缓解，症状消失，视力好转，但可遗留永久性组织损伤，如角膜后色素沉着、扇形虹膜萎缩、局限性后粘连、色素脱失等，瞳孔形态和大小无法恢复正常，房角有广泛性粘连，可见青光眼斑。

4）间歇期：诊断有以下标准：①明确的小发作史；②房角开放或大部开放；③不用药或仅用少量缩瞳剂时，

眼压正常、稳定。

5）慢性期：急性大发作或反复小发作后，房角广泛粘连，眼压中度升高，有青光眼性视盘凹陷及相应视野缺损。

6）绝对期：眼压持续升高，视神经严重破坏，无光感的晚期病例。

（5）鉴别诊断

1）急性虹膜睫状体炎：尘状 KP，前房深度正常、明显闪辉，大量细胞，可伴有纤维蛋白渗出、前房积脓，瞳孔缩小、虹膜后粘连等病变。

2）继发性 ACG：对侧眼前房较深，如眼后段占位性病变所致。

3）胃肠道疾病、颅脑疾患或偏头痛：无眼压升高，眼部检查正常。

（6）治疗：基本治疗原则是手术治疗，术前应缩小瞳孔、联合用药、控制眼压、辅助治疗。对于具有虹膜膨隆、浅前房、窄房角的临床前期患者，应早期作预防性周边虹膜切除术或激光虹膜切开术。

2. 慢性闭角型青光眼（chronic ACG）

（1）病因：前房较浅、房角狭窄等解剖变异。

（2）临床表现：症状隐匿，晚期有视野缺损。

（3）专科检查：房角粘连，眼压升高，视盘萎缩、凹陷，视野进行性损害。

（4）诊断：根据以下特点进行诊断：①中央前房深度略浅或接近正常，周边前房浅，虹膜不明显膨隆；②房角中等狭窄，不同程度的虹膜周边前粘连；③单眼发病，另眼眼压、眼底、视野均正常，但可有房角狭窄，或局限性周边虹膜前粘连；④眼压在 40mmHg 左右，中度升高；⑤典型的青光眼性视盘凹陷；⑥程度不同的青光眼性视野缺损。

（5）鉴别诊断：慢性 OAG：虽有眼压升高、视盘凹陷萎缩和视野缺损等表现，但前房不浅，眼压升高时房角亦开放的。

（6）治疗：药物控制眼压后手术。

3. 原发性开角型青光眼（POAG）

（1）病因：尚不完全明了，可能与遗传等有关。

（2）临床表现：常为双侧性，通常双眼发病时间不一。发病隐匿，多无自觉症状，少数患者可有雾视、眼胀，常到晚期，视功能严重损害时才发觉。

（3）专科检查：双眼眼压、视盘、视野改变以及瞳孔对光反射的不对称性。

1）眼压：早期可在正常范围。24h 眼压测量，可发现眼压高峰和较大的波动值。眼压总体水平偏高。病情进展，眼压逐渐增高。

2）眼前段：多无明显异常，前房深浅正常或较深，虹膜平坦，房角开放。视神经损害程度双眼不一致时，可有相对性传入性瞳孔障碍。

3）青光眼视盘改变：视盘凹陷进行性扩大加深，局限性盘沿变窄、特别是上、下方，形成切迹，垂直径 C/D 值增大，双侧视盘形态变化不对称，C/D 差值＞0.2，视网膜神经纤维层缺损，视盘上或盘周浅表线状出血。

4）视野缺损：早期表现为孤立的旁中心暗点和鼻侧阶梯，随病情进展，形成弓形暗点，周边视野向心性缩小，汇合成象限型或偏盲型的缺损，晚期，仅残存管状视野和颞侧视岛。

5）房水流畅系数降低、相对性传人性瞳孔障碍、视觉对比敏感度下降，获得性色觉障碍，图形 ERG、VEP 等异常。

（4）诊断：因一般无自觉症状，易漏诊。主要有眼压升高、视盘损害和视野缺损三大诊断指标，其中二项为阳性，房角为开角，即可诊断。

（5）鉴别诊断：慢性闭角型青光眼：眼压升高、视盘凹陷萎缩和视野缺损，房角狭窄。

（6）治疗：一般主张先试用药物治疗，局部滴药使眼压控制在安全水平，药物控制眼压不理想时，可试用氩激光小梁成形术。滤过性手术适应于药物治疗无效、或没有条件进行药物治疗、或无法耐受长期用药的病例。也有人主张滤过性手术作为首选的治疗手段。

4. 原发性青光眼的治疗　治疗的目的是保存视功能。治疗方法降低眼压、视神经保护性治疗。

（1）常用降眼压药

1）拟副交感神经药（缩瞳剂）：最常用为 1%～2% 毛果芸香碱滴眼液，每日 3～4 次滴眼。

2）β-肾上腺能受体阻滞剂：通过抑制房水生成而降低眼压，降压幅度有限，长期应用时后期降压效果减弱。常用 0.25%～0.5%噻马洛尔、盐酸倍他洛尔和盐酸左旋丁萘酮心安等滴眼液，每日 1～2 次滴眼。

3）肾上腺能受体激动剂：促进房水经小梁网及葡萄膜巩膜外流通道排出。主要有 1%肾上腺素、0.1%地匹福林。肾上腺素可引起黄斑囊样水肿，无晶状体眼病人慎用，严重高血压、冠心病禁用。

4）α_2 受体激动剂：减少房水生成和促进房水经葡萄膜巩膜外流通道排出。有 0.2%溴莫尼定。

5）前列腺素制剂：0.005%拉坦前列素，降眼压机制为增加房水经葡萄膜巩膜外流通道排出，每日 1 次滴眼。理论上毛果芸香碱与前列腺素制剂有拮抗作用，不宜联合用药。

6）碳酸酐酶抑制剂：减少房水生成，常用有乙酰唑胺片，0.125～0.25g，每日 2 次；或 0.0625g，每日 3 次。有口唇面部及指趾麻木、血尿、肾绞痛等副作用，不宜长期服用。另有 2%杜塞酰胺滴眼液。

7）高渗剂：短期内提高血浆渗透压，减少眼内容量，降低眼压。常用有 50%甘油，口服，2～3ml/kg；20%甘露醇，快速静滴，1～2g/kg。

（2）常用抗青光眼手术

1）解除瞳孔阻滞的手术：有周边虹膜切除术、激光虹膜切开术。适应证为早期 PACG 房角尚无广泛粘连者及瞳孔阻滞的继发性 ACG。

2）解除小梁网阻塞的手术：房角或小梁切开术、氩激光小梁成形术（ALT）。前两者对于原发性婴幼儿性青光眼常可达到治愈的效果。ALT 主要用于治疗早期 POAG，或用于药物治疗眼压不能很好控制的 POAG。

3）建立房水外引流通道的手术（滤过性手术）：有小梁切除术、激光巩膜造瘘术、房水引流装置植入术、非穿透性小梁手术。主要适用于有广泛房角粘连的 ACG 和 POAG。

4）减少房水生成的手术：有睫状体的冷凝术、透热术和光凝术。主要用于晚期青光眼有显著疼痛者。

（3）神经保护性治疗：目前有谷氨酸拮抗剂、神经营养因子、钙离子通道阻滞剂、抗氧化剂（维生素 C、维生素 E）、β 受体阻滞剂如倍他洛尔等药物。

5. 继发性青光眼

（1）青光眼睫状体炎综合征：好发于中年男性。典型病例呈发作性眼压升高，可达 50mmHg 以上，在眼压升高的同时或前后，出现羊脂状角膜后沉着物，前房深，房角开放，房水无明显混浊，不引起瞳孔后粘连，一般数天内能自行缓解，预后较 POAG 好，但易复发。滴用噻吗洛尔、糖皮质激素，服用乙酰唑胺可以缩短发作过程。

（2）糖皮质激素性青光眼：长期滴用或全身应用糖皮质激素，可引起眼压升高。眼压升高的程度也与滴药种类、浓度、频度和用药持续时间有关。多数病例停用糖皮质激素后眼压可逐渐恢复正常，对少数停药后眼压仍持续升高的患者，可按开角型青光眼治疗原则处理。

（3）眼外伤所致的继发性青光眼：眼球钝挫伤后短期内发生的急性眼压升高，常和大量前房出血或小梁网直接损伤有关。这是由于红细胞堆积在小梁网上，或同时伴有血凝块阻滞瞳孔，以及小梁网损伤后炎性水肿，使房水排出受阻所致。药物治疗包括滴用糖皮质激素减轻炎症反应，滴用噻吗洛尔，必要时口服乙酰唑胺或静脉滴注甘露醇控制眼压。一般高眼压可随前房血液的吸收而缓解，个别患者如眼压过高，控制不满意，或有角膜血染趋势，需行前房切开，排出积血。

（4）晶状体源性青光眼：白内障的病程中晶状体膨胀，推挤虹膜前移，可使前房变浅，房角关闭，而发生类似急性闭角型青光眼的眼压骤然升高。治疗原则为晶状体摘除术，如房角已有广泛粘连，则可考虑白内障和青光眼联合手术。

（5）新生血管性青光眼：是一种继发于广泛性视网膜缺血，如视网膜静脉阻塞、糖尿病性视网膜病变等之后的难治性青光眼，其临床特点是在原发性眼病基础上虹膜出现新生血管，疾病前期由于纤维血管膜封闭了房水外流通道，后期纤维血管膜收缩牵拉，使房角关闭，引起眼压升高和剧烈疼痛。本病治疗非常棘手，常规滤过性手术常常失败，术前全视网膜光凝术或冷凝术使新生血管退化，或术中、术后应用抗代谢药可提高手术成功率。房水引流装置或阀门植入手术近年也用于治疗新生血管性青光眼。

（6）睫状环阻塞性青光眼：又称恶性青光眼，多见于内眼手术后，最常发生于青光眼术后早期，特别是停用睫状肌麻痹剂或滴用缩瞳剂后。因此，抗青光眼手术后如前房不形成，伴有眼压升高、充血、疼痛等表现时，要考虑到发生睫状环阻塞性青光眼的可能性。应尽快滴用 1%～2%阿托品充分麻痹睫状肌，使前移的晶状体-虹膜隔后退，静脉滴注高渗剂如甘露醇减少玻璃体容积，服用乙酰唑胺降低眼压，全身和局部应用糖皮质激素控制炎症反应。如药物治疗无效，应抽吸玻璃体内积液并重建前房，必要时作晶状体摘出及前段玻璃体切割术。

6. 先天性或发育性青光眼

（1）病因：是胚胎期和发育期前房角发育异常。

（2）临床特征

1）婴幼儿型青光眼：患儿畏光、流泪、眼睑痉挛，角膜增大，呈毛玻璃样混浊，Haab 线，云翳、房角异常、眼压升高、青光眼性视神经乳头凹陷。

2）青少年型青光眼：与原发性开角型青光眼相同。

3）合并其他眼部或全身发育异常的先天性青光眼：眼压升高，伴有其他眼部先天异常。

（3）诊断

1）婴幼儿型青光眼：依据眼压升高，角膜直径＞0.5mm，云翳，Haab 线，青光眼性视神经乳头凹陷，房角异常等可诊断。

2）青少年型青光眼：房角检查建有发育异常的中胚叶组织残留。

3）合并其他眼部或全身发育异常的先天性青光眼：眼压升高，伴有其他眼部先天异常。

（4）治疗：一旦确诊，尽早手术。

【复习思考题】

1. 简答题

（1）简述急性闭角型青光眼的病因、临床表现、诊断、鉴别诊断和治疗。

（2）慢性闭角型青光眼有何临床表现？如何进行诊断、鉴别诊断和治疗？

（3）原发性开角型青光眼有何临床表现、如何进行诊断、鉴别诊断和治疗？

（4）婴幼儿型青光眼有何临床特征？如何进行诊断和治疗？

2. 病史采集训练

某女，38 岁，因左视力急剧下降，剧烈头痛、眼痛、畏光、流泪，伴有恶心、呕吐 1 天入院。请围绕主诉采集相关病史。

3. 病例分析

找一急性闭角型青光眼病例，要求做出以下分析：

（1）诊断及诊断依据；

（2）鉴别诊断；

（3）进一步检查；

（4）治疗原则。

笔记栏

（罗　洁）

见习八　葡萄膜疾病

【见习要求】

1. 掌握前葡萄膜炎的病因，熟悉葡萄膜炎的分类。

2. 掌握前葡萄膜炎的临床表现、主要并发症、诊断、鉴别诊断和治疗。

3. 掌握中间葡萄膜炎的临床表现、并发症、诊断和治疗。

4. 掌握交感性眼炎的概念、临床表现、诊断、鉴别诊断和治疗。

5. 熟悉 Vogt-小柳-原田综合征、Behcet 病的病因、临床表现和诊断治疗。

6. 熟悉急性视网膜坏死综合征的病因、临床特征、诊断和治疗。

【见习时数】　4 学时。

【见习准备】

1. 同学阅读材料中相关章节内容。

2. 教师挑选临床典型病人 1 人/小组。

3. 各项检查仪器 1 套/小组。

【见习过程】

1. 讲授病史采集、眼部检查要点，同学分组进行采集病史，并做专科检查。

2. 同学汇报病历摘要、阳性体征。

3. 同学归纳总结病例特点，作出诊断，并说明诊断依据。

4. 结合病人的具体实际，教师以提问的方式小结。

【病史采集要点】

1. 现病史

（1）发病情况：缓慢或急骤起病？

（2）发病的原因或诱因：感染性、外伤、手术、化学损伤？

（3）发病时间：小于 3 个月，还是大于 3 个月？

（4）主要症状：是否疼痛、畏光、流泪、眼前黑影、视力障碍？

（5）伴随症状：是否头痛、耳鸣、感冒、口腔溃疡、关节疼痛、颈强直、皮肤损害、生殖器溃疡、神经系统损害？

（6）诊疗情况：在何处就诊过？做过何种检查？用何药物及疗效如何？

（7）一般情况：精神、体力、饮食、大小便如何？体重有何变化？

2. 其他相关病史

（1）有无药物过敏史。

（2）既往病史（如结核、梅毒、炎症、自身免疫性疾病、创伤或手术等）。

【体查要点】

1. 结膜：有无睫状充血或混合性充血？

2. 角膜：有无角膜后沉着物（kp），kp 为尘状、中等大小或羊脂状？kp 为下方的三角形、角膜瞳孔区或角膜后弥漫性分布？

3. 前房：有无房水闪辉、房水细胞、前房积脓、纤维蛋白渗出？

4. 虹膜：有无虹膜水肿、纹理不清、脱色素、萎缩、虹膜后粘连、虹膜膨隆、虹膜红变、虹膜前粘连、房角粘连？瞳孔缘有无 Koeppe 结节？虹膜实质内有无白色或灰白色半透明结节？有无虹膜肉芽肿？

5. 瞳孔：有无瞳孔缩小？散瞳后，瞳孔呈梅花状、梨状和不规则状？有无瞳孔闭锁或瞳孔膜闭？

6. 晶状体：晶状体前表面有无色素遗留？有无并发性白内障？

7. 眼后段：玻璃体有无炎症细胞、混浊、雪球样混浊、积血？有无脉络膜视网膜浸润病灶或瘢痕？有无视网膜血管鞘、闭塞和出血？有无黄斑水肿和视盘水肿？有无渗出性视网膜脱离、增殖性视网膜病变等？

8. 眼压：正常、降低或升高？

9. 眼球：有无萎缩？

10. 视力：有无下降？

11. 体温、脉搏、呼吸、血压、体位、神志。

【知识精要】

1. 病因

（1）感染因素：可为内源性或外源性，各种病原微生物可通过直接侵犯，也可通过诱发抗原抗体及补体复合物，或通过病原体与人体或眼组织的交叉反应而引起免疫反应和葡萄膜炎症。

（2）自身免疫因素：正常眼组织中的抗原，如视网膜S抗原等，在机体免疫功能紊乱时，被免疫系统识别，引起免疫反应，导致葡萄膜炎。

（3）氧化损伤机制：氧自由基代谢产物的增加，可直接导致组织损伤和葡萄膜炎，其他炎症介质的释放，也可加重炎症。

（4）花生四烯酸代谢产物的作用：手术、外伤、理化刺激和药物等所引起的炎症反应，与此有关。

（5）免疫遗传机制：研究发现多种类型的葡萄膜炎与特定的HLA抗原有关。

2. 分类

（1）病因分类：感染性和非感染性

（2）临床病理分类：肉芽肿性和非肉芽肿性葡萄膜炎。

（3）解剖部位分类：前葡萄膜炎、中间葡萄膜炎、后葡萄膜炎和全葡萄膜炎；

（4）病程分类：3 个月以下为急性，3 个月以上为慢性。

3. 临床表现

（1）前葡萄膜炎：包括虹膜炎、虹膜睫状体炎和前部睫状体炎，是最常见的葡萄膜炎，患者有眼痛、畏光、流泪、视物下降等自觉症状。检查见睫状充血或混合性充血，kp，房水闪辉，房水细胞、虹膜改变、瞳孔改变、晶状体改变、眼后段改变。可并发白内障、青光眼、低眼压及眼球萎缩。

1）急性前葡萄膜炎：患者突发眼痛、眼红、畏光、流泪等症状，结膜睫状充血，尘状 KP，明显前房闪辉，前房大量细胞，可伴有纤维蛋白渗出、前房积脓，有时出现瞳孔缩小、虹膜后粘连等病变。

2）慢性前葡萄膜炎：一般无睫状充血，或轻微，尘状、中等大小或羊脂状 KP，可有 Koeppe 结节、Busacca 结节，虹膜水肿、脱色素、出现萎缩和后粘连等改变，常并发白内障、青光眼等。

（2）中间葡萄膜炎：多见于 40 岁以下，常双眼同时或先后受累，慢性病程。症状隐匿，可无症状，或有飞蚊症、视物模糊、暂时性近视、视力下降。检查可见羊脂状或尘状 KP、前房闪辉，房水细胞，虹膜前、后粘连及房角粘连。玻璃体雪球状混浊、睫状体平坦部雪堤样改变、周边视网膜静脉周围炎及炎症病灶。可并发黄斑病变、并发性白内障、视网膜新生血管等并发症。

（3）后葡萄膜炎：症状与炎症的类型、受累部位及严重程度有关，自觉眼前黑影或暗点、闪光感、视物模糊，视力下降。眼前段一般无改变，玻璃体内混浊，局灶性脉络膜视网膜浸润病灶，视网膜血管出现血管鞘、闭塞和出血，黄斑水肿、可有视网膜脱离、玻璃体积血等。

（4）交感性眼炎：为一眼穿通伤或内眼术后的双侧肉芽肿性葡萄膜炎。发病隐匿，可表现为各个部位的葡萄膜炎，以全葡萄膜炎多见。可出现与晚霞状眼底和 Dalen-Fuchs 结节，可伴有白癜风、毛发变白、脱发、听力下降和脑膜刺激征等眼外病变。

（5）Vogt-小柳原田综合征：是以双侧肉芽肿性全葡萄膜炎为特征的疾病，常伴有脑膜刺激征、听力障碍、白癜风、毛发变白或脱落。典型的临床进展过程分四期：①前驱期（发病前约 1 周内）：颈项强直、头痛、耳鸣、听力下降和头皮过敏等改变；②后葡萄膜炎期（发病后 2 周内）：表现为双侧弥漫性脉络膜炎、脉络膜视网膜炎、视盘炎、视网膜神经上皮脱离、视网膜脱离等；③前葡萄膜受累期（发病后 2 周～2 个月）：除后葡萄膜炎表现外，出现尘状 KP、前房闪辉、前房细胞等非肉芽肿性前葡萄膜炎的表现；④前葡萄膜炎反复发作期（发病约 2 个月后）：复发性肉芽肿性前葡萄膜炎，常有晚霞状眼底和 Dalen-Fuchs 结节和眼部并发症。上述 4 期并非在所有患者均出现。

（6）Behcet 病：①复发性口腔溃疡（一年内至少复发 3 次）；②复发性生殖器溃疡或瘢痕；③眼部损害：前葡萄膜炎、后葡萄膜炎、玻璃体内细胞或视网膜血管炎；④皮肤损害：结节性红斑、假毛囊炎或脓丘疹或发育后的痤疮样结节；⑤皮肤过敏反应试验阳性。出现复发性葡萄膜炎、口腔溃疡、多形性皮肤病变和生殖器溃疡 4 种主征时称为完全型；出现 3 种主征或 2 种主征及其他一些病变者称为不完全型。

（7）急性视网膜坏死综合征：病因不明确，可发生于任何年龄，多单眼发病。可能由疱疹病毒感染，表现为视网膜坏死、以视网膜动脉炎为主的血管炎、玻璃体混浊和后期出现的视网膜脱离。

4. 诊断　根据病史、临床表现，一般可作出诊断。应注意合并的全身疾病。实验室检查有助于病因诊断，包括血常规、血清学检查、血沉、HLA-B27 分型等；怀疑病原体感染，应进行眼内液病原体直接涂片检查、PCR 测定、病原体培养、抗体测定等相应的病原学检查；FFA、ICGA 有助于判断视网膜、视网膜血管及脉络膜血管、色素上皮病变。

5. 鉴别诊断

（1）急性前葡萄膜炎

1）急性结膜炎：急性发病，自觉异物感、烧灼感，分泌物多，可见眼睑肿胀，结膜充血。

2）急性闭角型青光眼：急性发病，自觉视力突然下降，头痛、恶心、呕吐，检查见角膜上皮水肿，前房浅，房水闪辉，无炎症细胞，瞳孔椭圆形散大，眼压增高。

3）眼内肿瘤：根据病史、临床表现、超声波、CT 及 MRI 检查等可进行鉴别。

4）能引起前葡萄膜炎的全葡萄膜炎：除前葡萄炎表现外，还引起眼后段炎症。

（2）交感性眼炎：眼球穿通伤或内眼手术史是此病与 Vogt-小柳原田综合征的重要鉴别依据。

6. 治疗

（1）急性前葡萄膜：治疗原则是立即扩瞳以防止虹

膜后粘连，迅速抗炎以防止眼组织破坏和并发症的发生。

1）扩瞳：发病后立即给药，急性炎症期，睫状肌麻痹剂首选 1%、2%、或 4%后马托品眼膏，或结膜下注射散瞳合剂，对炎症恢复期可给予 0.5%～1%的托品酰胺滴眼液，1 次/d。

2）局部应用糖皮质激素：可滴用糖皮质激素眼液，如醋酸氢化可的松、醋酸氟美松龙、醋酸泼尼松龙或地塞米松磷酸盐眼液等。严重病例，0.1%地塞米松磷酸盐眼液每 15min 1 次，连续 4 次后改为每小时 1 次，几天后，视炎症消退情况逐渐减量。有反应性视乳头或黄斑水肿的患者，可给予后地塞米松 2.5mgTenon 囊下注射。

3）非甾体消炎药：局部应用吲哚美辛滴眼剂，或双氯芬酸钠滴眼剂。

4）全身应用糖皮质激素：对于不宜眼周注射，或双侧发病出现反应性黄斑水肿、视盘水肿者，可口服泼尼松，开始剂量为 30～40mg，早晨顿服，1 周后减量，疗程一般为 2～4 周。

5）病因治疗：由病原体感染所致者，抗感染治疗。

6）全身免疫抑制剂治疗：对前葡萄膜炎反复发作者特别是伴有全身病变者可考虑给予糖皮质激素联合其他免疫抑制剂治疗。

7）并发症治疗：①继发性青光眼：可予降眼压眼液滴眼治疗，必要时联合口服或静脉滴注降眼压药物，瞳孔阻滞者应积极抗炎，尽早行激光虹膜切开术，或虹膜周边切除术，如房角粘连广泛者，可行滤过性手术。②并发性白内障：在炎症控制后，行白内障摘除及 IOL 植入，术前、术后应局部或全身使用糖皮质激素，必要时联合其他免疫抑制剂治疗，以预防复发。

（2）慢性前葡萄膜炎：局部治疗为主。常用糖皮质激素、非甾体消炎药和睫状肌麻痹剂。合并有幼年型慢性关节炎等全身疾病者，尚需全身使用糖皮质激素和（或）免疫抑制剂。

（3）后葡萄膜炎：无明显眼前段炎症，视力大于0.5者，定期观察，可不予治疗。有明显的活动性炎症，视力下降至0.5以下，应积极治疗。①因感染因素导致者，予抗感染治疗；②由免疫因素引起的主要使用免疫抑制剂治疗；③单眼受累，可给予糖皮质激素后Tenon囊下注射治疗；④双眼受累者或单眼受累不宜行后Tenon囊下注射者，可选用泼尼松口服，1～1.2mg/kg.d，病情好转后逐渐减量，疗程宜在半年以上；⑤以上治疗疗效不佳者，可行睫状体平坦部冷凝；⑥有视网膜新生血管，可行激光光凝；⑦顽固性病例，可行玻璃体切除术；⑧必要时联合其他免疫抑制剂治疗。

（4）交感性眼炎：眼球穿通伤后及时修复创口，避免葡萄膜嵌顿及预防感染对本病可能有预防作用。对眼前段受累者，可给予糖皮质激素点眼、睫状体麻痹剂扩瞳等治疗。对主要表现为后葡萄膜炎和全葡萄膜炎者，则应选择全身应用糖皮质激素或其他免疫抑制剂。

（5）Vogt-小柳原田综合征：对初发者主要给予泼尼松口服，一般剂量为1～1.2mg/（kg.d），于10～14天开始减量，维持剂量为15～20mg/d（成人剂量），疗程需8个月以上。对于复发的患者一般应给予其他免疫抑制剂。

（6）Behcet病：①免疫抑制剂：常用环孢素3～5mg/（kg.d），待病情稳定后逐渐减量，疗程为1年以上，也可选择其他免疫抑制剂；②糖皮质激素：不宜长时间大剂量使用，当出现以下情况者可考虑使用：a. 眼前段受累，特别出现前房积脓者；b. 出现严重视网膜炎或视网膜血管炎者可短期大剂量使用；c. 与其他免疫抑制剂联合应用；③睫状体麻痹剂：用于眼前段受累者；④出现并发症时，予以相应治疗。

（7）急性视网膜坏死综合征：①抗病毒治疗：阿昔洛韦 15mg/kg，静脉滴注，每日 3 次，治疗 10～21 天，改为 400～800mg 口服，每日 5 次，连用 4～6 周；或丙氧鸟苷 5mg/kg，静脉滴注，每日 2 次，治疗 3 周后改为维持剂量 5mg/（kg.d），治疗 4 周；②抗凝剂：可选用肝素，也可选用小剂量阿司匹林；③糖皮质激素：在抗病毒治疗同时可选用泼尼松（30～50mg/d）口服治疗，1 周后逐渐减量；④激光光凝及手术。

【复习思考题】

1. 简答题

（1）前葡萄膜炎的病因有哪些？如何分类？

（2)前葡萄膜炎有何临床表现和主要并发症？诊断、鉴别诊断和治疗

（3）前葡萄膜炎如何进行诊断、鉴别诊断和治疗？

（4）简述中间葡萄膜炎的临床表现、并发症、诊断和治疗。

（5）何谓交感性眼炎？有何临床表现、怎样进行诊断、鉴别诊断和治疗。

2. 病史采集训练

某男，58 岁，突发双眼眼痛、畏光、流泪、视物下降 3 天入院。请围绕主诉采集相关病史。

3. 病例分析

找一前葡萄膜炎典型病例，要求做出以下分析：

（1）诊断及诊断依据；

（2）鉴别诊断；

（3）进一步检查；

（4）治疗原则。

笔记栏

（谭　娟）

见习九　巩膜病、玻璃体病

一、巩　膜　病

【见习要求】

1. 掌握常见巩膜病的类型。

2. 掌握表层巩膜炎的临床表现及治疗原则。

3. 掌握前巩膜炎的病因、诊断及治疗原则。

4. 熟悉后巩膜炎的诊断和鉴别诊断、并发症及治疗原则。

5. 了解先天性巩膜异常。

【见习时数】　2 学时。

【见习准备】

1. 同学阅读材料中相关章节内容。

2. 教师挑选临床典型病人 1 人/小组。

3. 各项检查仪器 1 套/小组。

【见习过程】

1. 教师讲授病史采集、眼部检查要点后同学分组按要求执行。

2. 同学汇报病历摘要，重点体现阳性体征。

3. 同学归纳总结病例特点，作出诊断，并说明诊断依据。

4. 结合病人的实际情况，教师以提问的方式小结。

【病史采集要点】

1. 现病史

（1）发病情况：询问是缓慢还是急骤起病、有无反复或周期性发作。

（2）发病的原因或诱因：询问有无结缔组织疾病

（如：类风湿、多发性结节性动脉炎、风湿性关节炎、系统性红斑狼疮、Behcet病等）病史、有无全身感染性疾病（如：结核病、梅毒、麻风、带状疱疹等）病史、有无附近组织（如：结膜、角膜、葡萄膜、眼眶内组织等）的炎症性病变。

（3）主要症状：询问有无眼红、流泪、畏光，有无视力下降、眼部疼痛及压痛，有无复视或眼球突出。

（4）诊疗情况：在何处就诊过？做过何种检查？做何处理及疗效如何？

（5）一般情况：精神、体力、饮食、大小便如何？体重有无明显变化？

2. 其他相关病史

（1）有无药物过敏史、毒物及疫水接触史、预防接种史、输血史、传染病病史等。

（2）其他既往病史（如高血压、糖尿病、中毒、创伤或手术等）。

【体查要点】

1. 体温、脉搏、呼吸、血压、体位、神志。

2. 全面而详细的眼部检查。特别注意有无眼部充血、有无结膜和（或）巩膜结节、有无眼球局部疼痛及压痛、有无眼球突出、视力及矫正视力情况。

3. 系统性检查：皮肤、关节、心血管和呼吸系统情况。

4. 实验室检查：血沉、抗O、类风湿因子、抗核抗体、免疫复合物等血清学分析，血常规、尿常规、粪常规、结核菌素试验、C反应蛋白、血糖等检查。

5. 胸部X线检查。

6. 眼部B超、CT、MRI检查及FFA检查。

【知识精要】

1. 表层巩膜炎（episcleritis） 是巩膜表层组织的复发性、暂时性、自限性的非特异性炎症，最常发生于睑裂暴露部位巩膜，好发于青壮年，常常有眼部充血但无明显刺激症状。病因尚未明了。病程可达数年。根据临床表现表层巩膜炎可分为结节性表层巩膜炎和单纯性表层巩膜炎。

（1）临床表现

1）结节性表层巩膜炎：多急性发病，巩膜局部出现2-3mm大小的单个或多个充血性结节样隆起。每次发病持续2-4周，可多次复发。有疼痛和压痛，一般不影响视力。

2）单纯性表层巩膜炎：发病突然，每次持续一天至数天，然后自然消退。病变部位巩膜表层和球结膜充血、水肿，呈暗红色，视力多不受影响，症状一般较轻。可多次复发，复发部位一般不固定。

（2）专科检查

1）结节性表层巩膜炎：以巩膜表面局限性结节样隆起为特征。结节呈暗红色，圆形或椭圆形，多单发。结节及周围结膜可推动，无溃疡形成。炎症逐渐消退后，结节变为灰白色，最后可完全吸收。

2）单纯性表层巩膜炎：病变部位浅层巩膜和相应位置球结膜弥漫性充血水肿，暗红色。有时可伴有眼睑水肿。

（3）辅助检查：实验室检查，如：血清学分析、血常规、尿常规、粪常规、血糖等检查有助于病因学诊断。

（4）诊断：可根据临床表现及辅助检查结果进行诊断。

（5）鉴别诊断

1）表层巩膜炎与结膜炎：结膜炎充血多累及睑结膜且伴有分泌物，巩膜炎充血不累及睑结膜。

2）表层巩膜炎与巩膜炎：表层巩膜炎累及巩膜表层，滴肾上腺素后表层巩膜血管迅速收缩变白，局部充血消失。而巩膜炎累及深层巩膜血管，滴肾上腺素后局部充血不易消退。

（6）治疗：本病多为自限性，几乎不产生永久性眼球损害，一般不需特殊处理。若患者感觉疼痛，可用 0.1% 地塞米松或 0.5%可的松眼液滴眼，必要时可全身应用非甾体抗炎药或糖皮质激素药物。

2. 巩膜炎（scleritis）　为基质层巩膜的炎症，其病情较表层巩膜炎严重，对眼结构、功能有一定破坏性。可分为前巩膜炎和后巩膜炎，

（1）病因

1）与多种全身感染性疾病如结核、梅毒、麻风、带状疱疹等有关。

2）与自身结缔组织疾病有关，如系统性红斑狼疮、风湿性关节炎、多发性结节性动脉炎等。

3）与代谢性疾病，如痛风等有关。

4）继发感染，由结膜、角膜、葡萄膜或眼眶组织炎症直接蔓延。常见病原体有细菌、真菌和病毒。

5）某些巩膜炎病因不易确定。

（2）临床表现

1）前巩膜炎（anterior scleritis）：一般双眼先后发病。患者眼部疼痛剧烈，有刺激症状，眼球运动疼痛可加剧。每次发作可持续数周，病程可反复迁延达数月、数年。

2）后巩膜炎（posterior scleritis）：多单眼发病，有不同程度的眼痛及压痛、视力减退，可有眼球运动受限及复视。

（3）专科检查

1）前巩膜炎（anterior scleritis）：病变位于赤道部

之前，可侵及直肌附着处，炎症消退后，病变巩膜被瘢痕组织代替，巩膜变薄，呈兰色。可并发葡萄膜炎、白内障、角膜炎，还可以继发青光眼。前巩膜炎可表现为结节性、弥漫性和坏死性三种类型。

A. 结节性前巩膜炎（nodular anterior scleritis）：约占巩膜炎的 44%，结膜中度充血水肿，病变区巩膜有紫红色小结节，结节质硬，压痛，不能推动。40%病例结节可为多发，并可伴有表层巩膜炎。

B. 弥漫性前巩膜炎（diffuse anterior scleritis）：约占巩膜炎的 40%，预后较好。球结膜水肿，巩膜呈弥漫性充血，病变可以累及部分或全部巩膜。

C. 坏死性巩膜炎（nacrotising scleritis）：约占巩膜炎的 14%，是前巩膜炎中最严重的类型，破坏性较大，常引起严重视力损害，甚至视力丧失。常单眼发病，可伴有严重的自身免疫性疾病。初发病时，一般表现为局部炎性斑块，疼痛剧烈，病灶及其周围出现无血管区，病变巩膜可坏死变薄，脉络膜显露，炎症消退后，巩膜瘢痕化，呈蓝灰色，如果不及时治疗，巩膜病变可迅速向周围组织蔓延。也可表现为穿孔性巩膜软化症：常常累及双眼，炎性征象不明显，进行性巩膜变薄、软化、坏死和穿孔，此型患者多伴有长期的风湿性关节炎。

2）后巩膜炎（posterior scleritis）：病变位于赤道后方巩膜及视神经周围，易被误诊或漏诊。常常有眼痛、视力减退。为巩膜的肉芽肿性炎症，眼前段多正常，眼球可有轻度突出，可侵及眼外肌，出现眼球运动受限及复视，可伴有玻璃体混浊、葡萄膜炎、渗出性视网膜脱离、视盘和黄斑水肿等。

（4）辅助检查：B 超、CT 扫描或 MRI 能显示后部巩膜增厚，有助于诊断。血沉、抗 O、类风湿因子、抗核抗体、免疫复合物等血清学分析，血常规、尿常规、粪常规、结核菌素试验、C 反应蛋白、血糖等检查以及胸部 X 线检查有助于病因学诊断。

（5）诊断：可根据临床表现、免疫学实验室检查及影像学检查结果进行诊断。

（6）鉴别诊断：应与眶蜂窝织炎鉴别，眶蜂窝织炎眼球突出更明显，并且伴有发热、血象异常等全身表现。

（7）治疗

1）积极寻找病因，针对病因治疗，如有感染存在，可采用抗生素治疗。

2）抗炎治疗：①糖皮质激素：糖皮质激素眼液滴眼，严重病例或坏死性巩膜炎局部和全身应用足量糖皮质激素，注意为防造成巩膜穿孔，禁止结膜下注射；②口服非甾体抗炎药：缓解炎症和疼痛；③免疫抑制剂治疗：激素无效时，可考虑采用。

3）并发症的治疗：并发葡萄膜炎时及时散瞳；继发青光眼时作降眼压治疗。

4）手术治疗：坏死、穿孔的巩膜部位可试行异体巩膜移植术联合眼球筋膜瓣覆盖固定术。

3. 巩膜葡萄肿（scleral staphyloma）　由于巩膜的先天性缺陷或病理性损害使其变薄、抵抗力减弱时，在眼内压作用下巩膜以及深层的葡萄膜向外扩张膨出，并且显露出葡萄膜颜色而呈蓝黑色，称为巩膜葡萄肿。

（1）分类

1）前巩膜葡萄肿：膨出位于睫状体区，常见于炎症、慢性青光眼。

2）赤道部巩膜葡萄肿：发生在涡静脉穿出巩膜处，多为巩膜炎或绝对期青光眼的并发症。

3）后葡萄肿：多位于视盘周围及眼后极部，多见于高度近视眼。

4）全巩膜葡萄肿：眼球完全变大。

（2）诊断：B 超对诊断有重要意义。

（3）治疗：前巩膜葡萄肿早期可试行减压术。患眼已无光感且疼痛时，可行眼球摘出术。

【复习思考题】

1. 简答题

（1）巩膜病有哪些常见类型？

（2）表层巩膜炎有哪些临床表现？如何治疗？

（3）简述前部巩膜炎的病因、临床表现及治疗原则。

2. 病史采集训练

某青年女性，28 岁，因左眼反复红痛 1 年，面部红斑、光过敏 2 年入院。请围绕主诉采集相关病史。

3. 病例分析

对一巩膜炎典型病例做以下分析：

（1）诊断及诊断依据；

（2）鉴别诊断；

（3）进一步检查；

（4）治疗原则。

二、玻 璃 体 病

【见习要求】

1. 握玻璃体液化、玻璃体后脱离、飞蚊症的诊断。

2. 握玻璃体积血的病因、临床表现、诊断和治疗原则。

3. 熟悉玻璃体视网膜牵引、增殖性玻璃体视网膜病变。

【见习时数】 2 学时。

【见习准备】

1. 同学阅读材料中相关章节内容。

2. 教师挑选临床典型病人 1 人/小组。

3. 各项检查仪器 1 套/小组。

【见习过程】

1. 讲授病史采集、眼部检查要点，同学分组进行采集病史，并做眼部检查。

2. 同学汇报病历摘要、阳性体征。

3. 同学归纳总结病例特点，作出诊断，并说明诊断依据。

4. 结合病人的具体实际，教师以提问的方式小结。

【病史采集要点】

1. 现病史

（1）发病情况：缓慢或急骤起病？

（2）发病的原因或诱因：有无外伤、手术、近视、炎症、出血等因素？有无其他眼底病病史？

（3）主要症状：是否有闪光感，眼前漂浮物？

（4）伴随症状：视力是否下降？

（5）诊疗情况：在何处就诊过？做过何种检查？用何药物及疗效如何？

（6）一般情况：精神、体力、饮食、大小便如何？体重有何变化？

2. 其他相关病史

（1）有无药物过敏史、毒物及疫水接触史、预防接种史、输血史、传染病病史等。

（2）其他既往病史（如高血压、糖尿病、中毒、创伤或手术等）。

【体查要点】

1. 体温、脉搏、呼吸、血压、体位、神志。

2. 全面而详细的眼科检查。

3. B 超。

4. 眼电生理检查。

【知识精要】

1. 玻璃体液化（syneresis，or liquefaction）

（1）病因：与年龄、眼轴长度、无晶状体眼、外伤、近视、炎症、出血等因素有关。

（2）临床表现：一般在 40 岁以后发生。无明显不适。

（3）专科检查：裂隙灯检查，见玻璃体腔内有光学空隙，有点状白色混浊、膜状物在附近漂浮。

（4）诊断：根据裂隙灯检查可诊断。

2. 玻璃体后脱离（posterior vitreous detachment，PVD）

（1）病因：一般在玻璃体液化的基础上发生，液化的玻璃体进入玻璃体后间隙，使玻璃体后皮质与视网膜分离。

（2）临床表现：闪光感，眼前有漂浮物。

（3）专科检查：Weiss 环的存在，是玻璃体后脱离的确切体征。

（4）诊断：根据临床表现及 Weiss 环可诊断。

3. 飞蚊症（muscae volitants，或 floaters）

（1）病因：主要原因为玻璃体液化和后脱离，也可由视网膜裂孔形成引起。

（2）临床表现：眼前有飘动的小黑影，可伴有闪光感。

（3）专科检查：常有玻璃体病变，也可无病变。

（4）诊断：根据临床表现及玻璃体病变可诊断。

（5）仅有玻璃体后脱离无须特殊治疗；有视网膜裂孔病变等，应及时处理。

4. 玻璃体出血（vitreous hemorrhage）

（1）常见病因

1）视网膜裂孔和视网膜脱离。

2）玻璃体后脱离。

3）眼外伤。

4）视网膜血管性病变如：增生性糖尿病视网膜病变、视网膜静脉阻塞、视网膜静脉周围炎、早产儿视网膜病变等。

5）视网膜血管瘤。

6）视网膜血管炎。

7）葡萄膜炎。

8）年龄相关性黄斑变性。

9）家族渗出性玻璃体视网膜病变。

10）视网膜劈裂症。

11）Coats 病。

12）Terson 综合征。

（2）临床表现：出血量少，有飞蚊症，视力一般不受影响；出血量大时，玻璃体混浊，视力急剧下降，或仅有光感。病程进展，可引起玻璃体液化、玻璃体后脱离、视网膜脱离、血影细胞性青光眼等并发症。

（3）专科检查：出血量少，玻璃体内有细小点状混浊或漂浮物。出血量大时，前玻璃体内有大量红细胞，或鲜红色血凝块，整个眼底均不能窥见，注意寻找原发病，作“健眼”眼底检查，并且做超声波检查排除视网膜脱离、视网膜肿瘤等病变。

（4）诊断：根据病史、临床表现及专科检查可诊断。

（5）治疗

1）针对病因治疗。

2）出血量少时不需要特殊处理，可以等待其自行吸收。

3）存在视网膜裂孔时，及时给予激光封孔或视网膜冷冻封孔。

4）玻璃体切割术：3 个月以上仍不吸收的单纯玻璃

体出血或玻璃体出血合并有视网膜脱离应及早行玻璃体切除术。

【复习思考题】

1. 简答题

（1）简述玻璃体液化及后脱离、飞蚊症的诊断。

（2）玻璃体积血的病因有哪些？有何临床表现？如何诊断和治疗？

2. 病史采集训练

某女，53 岁，因右眼无痛性视力剧降 1 天入院。请围绕主诉采集相关病史。

3. 病例分析

对一玻璃体积血典型病例做出以下分析：

（1）诊断及诊断依据；

（2）进一步检查；

（3）治疗原则。

笔记栏

（费志刚）

见习十　视网膜病

一、视网膜血管病

【见习要求】

1. 掌握视网膜动脉阻塞的病因、临床表现、诊断和治疗原则。

2. 掌握视网膜静脉阻塞的病因、临床表现、诊断和治疗原则。

3. 掌握视网膜血管炎的病因、临床表现、诊断和治疗原则。

4. 掌握糖尿病性视网膜病变的眼底改变、分期和治疗原则。

5. 熟悉 Coats 病的病因、临床表现、诊断和鉴别诊断、治疗原则。

【见习时数】　2 学时。

【见习准备】

1. 同学阅读材料中相关章节内容。

2. 教师挑选临床典型病人 1 人/小组。

3. 各项检查仪器 1 套/小组。

【见习过程】

1. 讲授病史采集、眼部检查要点，同学分组进行采集病史，并做眼科检查。

2. 同学汇报病历摘要、阳性体征。

3. 同学归纳总结病例特点，作出诊断，并说明诊断依据。

4. 结合病人的具体实际，教师以提问的方式小结。

【病史采集要点】

1. 现病史

（1）发病情况：缓慢或急骤起病？

（2）发病的原因或诱因：情绪激动、劳累、炎症、外伤、手术、化学损伤等？

（3）主要症状：是否疼痛、视力下降、眼前黑影、视物变形、瞳孔散大、视野缺损等？

（4）诊疗情况：在何处就诊过？做过何种检查？做何处理及疗效如何？

（5）一般情况：精神、体力、饮食、大小便如何？体重有何变化？

2. 其他相关病史

（1）有无药物过敏史、毒物及疫水接触史、预防接种史、输血史、传染病病史等。

（2）其他既往病史（如高血压、糖尿病、中毒、创伤或手术等）。

【体查要点】

1. 体温、脉搏、呼吸、血压、体位、神志。

2. 全面而详细的眼部临床检查和眼底血管造影。

3. 实验室检查：血糖等。

4. B超、CT、CDFI、MRI。

【知识精要】

1. 视网膜动脉阻塞

（1）视网膜中央动脉阻塞（CRAO）

1）病因：①筛板水平的视网膜中央动脉粥样硬化栓塞较为常见；②系统性病因如偏头痛、外伤、炎症或感染性病、凝血障碍、口服避孕药、巨细胞动脉炎、结缔组织病等；③偶见于眶内手术或视网膜脱离手术、球后或下鼻甲注射泼尼松龙等药物。

2）临床表现：患眼视力突发无痛性丧失是其特征表现，部分患者在发作前有阵发性黑矇。

3）专科检查：①视力：大多数患眼视力在指数至光感之间；②瞳孔对光反射：患眼瞳孔散大，直接对光反射极度迟缓，间接对光发射存在；③眼底改变：视网膜混浊水肿，黄斑中心凹有樱桃红斑，视网膜动脉变细，几周后，视网膜水肿逐渐消退，中心凹樱桃红斑消失，视盘色苍白，视网膜血管变细；④FFA：可以见到视网膜动脉充盈延迟、视网膜动脉充盈前锋、视网膜动脉内荧光素流变细、视网膜动脉节段状充盈、视网膜动脉荧光素充盈中断等现象，数周后可以恢复正常。

4）治疗：分秒必争，积极抢救，解除血管痉挛或使栓子冲到较小分支处，缩小视网膜受累范围。①血管扩张剂：立即舌下含服硝酸甘油片或吸入亚硝酸异戊酯；②降低眼压：按摩眼球、口服降眼压药、前房穿刺术；③抗凝剂：如口服阿司匹林片；④氧疗：吸入95%氧及5%二氧化碳混合气体，白天每小时10分钟，晚上每4小时10分钟；⑤糖皮质激素：疑有巨细胞动脉炎者，全身应用糖皮质激素预防另一眼发病；⑥对因治疗：作系统性检查，寻找病因，特别注意有无心血管病。⑦支持治疗：神经营养剂、维生素类药物；⑧中药：活血祛瘀治疗；⑨溶栓疗法。

（2）视网膜分支动脉阻塞（BRAO）

1）病因：①血栓形成或栓塞：为主要原因，常见栓子有颈动脉胆固醇栓子、心瓣膜的钙化栓子和大血管动脉硬化的血小板纤维蛋白栓子等；②系统性病因同CRAO。

2）临床表现：视力下降，视野某一区域有固定暗影。阻塞部位在后极部以外时，症状不明显。

3）专科检查：①眼底改变：阻塞支动脉变细，受累动脉供血区视网膜灰白色水肿，FFA有助于诊断；②视野改变：早期某一区域有阴影，后期遗留永久性视野缺损。

4）治疗：同 CRAO。

2. 视网膜静脉阻塞

（1）视网膜中央静脉阻塞（CRVO）

1）病因：①血栓：视网膜中央静脉阻塞在筛板或其后水平的，大多为血栓所致，与视网膜中央动脉粥样硬化压迫视网膜中央静脉有关（相关的血管病有高血压、糖尿病、动脉硬化等）。②炎症性病变：如视网膜血管炎，常见于 45 岁以下患者；③影响血管壁、引起凝血机制和血黏度增高的因素也可出现 CRVO 样改变，如巨球蛋白血症或多发性骨髓瘤；④血流动力学改变：常见于心脏功能代偿不全、颈动脉狭窄或阻塞、大动脉炎、高眼压、视盘玻璃疣等。

2）临床表现：常有视力明显下降。

3）专科检查：眼底特征改变是视盘和视网膜水肿，视网膜内出血呈火焰状，视网膜静脉迂曲扩张。

4）诊断：根据临床表现与眼底特征性改变即可诊断。CRVO 可分以下两型：①非缺血型：视力轻度下降，视网膜出血和水肿较轻，无相对性传入瞳孔缺陷，FFA 提示无或少量无灌注区，无新生血管形成。②缺血型：占大多数，视力明显下降，常在 0.1 左右，各象限明显的出血和水肿，常见棉绒斑，静脉显著扩张。有相对传入瞳孔缺陷，荧光造影显示有广泛的毛细血管无灌注区。发病数月内大多数患者出现虹膜新生血管。

5）治疗：①无有效治疗药物；②查找并治疗系统性疾病；③有黄斑水肿并且存在血管炎时可试用糖皮质激素口服或玻璃体腔内注射曲安奈德；④缺血型 CRVO 应行广泛视网膜光凝，以防止眼新生血管性并发症。

（2）视网膜分支静脉阻塞（BRVO）

1）病因：最常见原因为动静脉交叉处、动脉壁增厚对静脉的压迫。其次为炎症诱发。

2）临床表现：视力不同程度下降，下降程度与黄斑水肿、出血程度有关。

3）专科检查：颞上支阻塞最常见，受累静脉扩张、弯曲。阻塞区内视网膜水肿、表层出血及棉绒斑。

4）诊断：根据临床表现与眼底特征性改变即可诊断。BRVO 可分以下两型：①非缺血型：视网膜出血随时间推移逐步吸收，毛细血管代偿和侧支循环建立后血流复原，水肿消退，视力可改善。②缺血型：毛细血管闭塞持续、视网膜缺血广泛，视力预后差，甚至视力丧失，其主要原因是广泛缺血引起的视网膜新生血管及黄斑水肿。黄斑缺血引起的水肿、硬性渗出、囊样水肿、色素紊乱以及视网膜下纤维化；视网膜新生血管引起玻璃体积血、视网膜脱离。约 1%的 BRVO

5）治疗：①寻找病因，治疗原发病；②有血管炎症，可使用糖皮质激素治疗；③激光格子状光凝或微脉冲光凝：适应于非缺血性黄斑水肿者；④广泛视网膜光凝术：适合有广泛毛细血管无灌注区或新生血管形成的患者，以使新生血管消退；⑤玻璃体手术：玻璃体积血长时间不吸收或伴有视网膜脱离时；⑥部分非缺血型可变为缺血型，或病情稳定后也可恶化，应作定期随访，早期每月复查眼底；荧光血管造影有助于检查视网膜缺血、水肿及新生血管情况。

3. 视网膜静脉周围炎（Eales 病） 视网膜静脉周围炎，也称 Eales 病，多发生于青年男性，双眼多先后发病，主要特征为为双眼周边部小血管闭塞、视网膜新生血管和复发性玻璃体出血。血管闭塞广泛时，可引起视网膜缺血、新生血管形成、玻璃体出血、新生血管膜以及牵引性视网膜脱离，最后视力丧失。

（1）病因：病因不明。

（2）临床表现：开始可无症状，或有飞蚊症，视力逐渐下降。

（3）专科检查：眼底检查可见病变主要位于周边部，病变视网膜小静脉迂曲扩张，管周白鞘，伴视网膜浅层出血，常常有不同程度的玻璃体混浊。FFA：可见受累小静脉管壁着色，毛细血管扩张，燃料渗漏，周边部毛细血管无灌注区。

（4）诊断：根据临床表现与眼底特征性改变即可诊断。

（5）治疗

1）寻找系统性病因，对因治疗。

2）Eales 病早期，可试用糖皮质激素。

3）视网膜周边部病变血管及缺血区可用激光光凝，常需多次。

4）玻璃体手术和眼内光凝术　适应于有持久的玻璃体出血和牵拉性视网膜脱离的患者。

4. Coats 病（视网膜毛细血管扩张症）

（1）病因：不明。

（2）临床表现：好发于男性儿童，常为单眼，多在10岁前发病，因儿童常不能自述，往往有斜视或“白瞳症”或视力检查发现一眼低视力时才就诊。严重者可继发葡萄膜炎、新生血管性青光眼，或出现并发性白内障，甚至于眼球萎缩。

（3）专科检查：病变早期多位于颞侧视网膜血管第二分支后，视网膜血管扭曲、扩张或串珠状伴出血或新生血管膜，视网膜深层和视网膜下见片状黄白色脂性渗出，严重时出现渗出性视网膜脱离。FFA：病变区血管扩张、扭曲，动脉瘤形成，片状毛细血管闭塞，异常渗漏的新生血管。

（4）诊断：根据临床表现与眼底特征性改变即可诊断。

（5）鉴别诊断：应与视网膜母细胞瘤、早产儿视网膜病变、家族性渗出性玻璃体视网膜病变等鉴别。

（6）治疗：①早期病变可行激光光凝或冷凝治疗；②有视网膜脱离行玻璃体切割术、视网膜复位术、眼内激光光凝术。

5. 糖尿病性视网膜病变（diabetic retinopathy，DR）糖尿病性视网膜病变是糖尿病严重并发症之一，与糖尿病代谢障碍的程度、病程长短、发病年龄、遗传因素及控制情况有关，病程越长，发病率越高。是50岁以上人群主要致盲眼病之一，早期无自觉症状，随着病情的发展出现不同程度的视力减退。基本的病理过程是：糖尿病引起视网膜微血管病变使微血管闭塞从而出现视网膜无灌注区，视网膜缺血、缺氧导致视网膜新生血管形成。

（1）糖尿病性视网膜病变的临床分期（1984年我国全国眼底病学术会议制定）：Ⅰ期、Ⅱ期、Ⅲ期为非增殖性糖尿病性视网膜病变，Ⅳ期、Ⅴ期、Ⅵ期为增殖性糖尿病性视网膜病变。

Ⅰ期：以后极部为中心，出现微动脉瘤和小出血点

Ⅱ期：出现黄白色硬性渗出及出血斑

Ⅲ期：出现白色棉绒斑和出血斑

Ⅳ期：眼底有新生血管或合并玻璃体积血

Ⅴ期：眼底新生血管和纤维增殖

Ⅵ期：眼底新生血管和纤维增殖，并发牵拉性视网膜脱离

（2）治疗：①严格控制血糖；②视网膜光凝术；③玻璃体切除术联合视网膜光凝术。

【复习思考题】

1. 简答题

（1）简述视网膜中央动脉阻塞的病因、临床表现、诊断和治疗原则。

（2）简述视网膜中央静脉阻塞的分型与治疗方法。

（3）视网膜分支静脉阻塞的病因是什么？如何诊断与治疗？

（4）视网膜血管炎的病因是什么？有何临床表现？如何诊断和治疗。

（5）糖尿病性视网膜病变各个时期有什么眼底改变？

2. 病史采集训练

某女，60 岁，因右眼视力明显下降 3 天入院。请围绕主诉采集相关病史。

3. 病例分析

为一糖尿病性视网膜病变典型病例做出以下分析：

（1）诊断及诊断依据；

（2）进一步检查；

（3）治疗原则。

二、黄 斑 疾 病

【见习要求】

1. 掌握中心性浆液性脉络膜视网膜病变的病因、临床特征、诊断和鉴别诊断、治疗。

2. 掌握年龄相关性黄斑变性的病因、临床表现、诊断和鉴别诊断、治疗原则。

3. 熟悉黄斑囊样水肿、黄斑和色素上皮营养不良、黄斑裂孔、黄斑视网膜前膜的病因、临床表现和治疗。

【见习时数】 1 学时。

【见习准备】

1. 同学阅读材料中相关章节内容。

2. 教师挑选临床典型病人 1 人/小组。

3. 各项检查仪器 1 套/小组。

【见习过程】

1. 讲授病史采集、眼部检查要点，同学分组进行采集病史，并做专科检查。

2. 同学汇报病历摘要、阳性体征。

3. 同学归纳总结病例特点，作出诊断，并说明诊断依据。

4. 结合病人的具体实际，教师以提问的方式小结。

【病史采集要点】

1. 现病史

（1）发病情况：缓慢或急骤起病？

（2）发病的原因或诱因：情绪激动、劳累、炎症、外伤、手术、化学损伤等？

（3）主要症状：是否疼痛、视力下降、眼前黑影、视物变形、瞳孔散大、视野缺损等？

（4）诊疗情况：在何处就诊过？做过何种检查？做何处理及疗效如何？

（5）一般情况：精神、体力、饮食、大小便如何？体重有何变化？

2. 其他相关病史

（1）有无药物过敏史、毒物及疫水接触史、预防接种史、输血史、传染病病史等。

（2）其他既往病史（如高血压、糖尿病、中毒、创伤或手术等）。

【体查要点】

1. 体温、脉搏、呼吸、血压、体位、神志。

2. 全面而详细的眼部临床检查和眼底血管造影。

3. 实验室检查：血糖等。

4. B超、CT、CDFI、MRI。

【知识精要】

1. 中心性浆液性脉络膜视网膜病变（CSC）

（1）发病机制：脉络膜毛细血管通透性增加引起浆液性 RPE 脱离，从而诱发 RPE 屏障功能破坏，导致 RPE 渗漏和后极部浆液性视网膜脱离。

（2）临床表现：多见于中青年男性，患眼视力下降，视物变暗、变形、变小、变远，伴有中央相对暗区。

（3）专科检查

1）眼底：黄斑区可见圆形反光轮，中心凹暗红，光反射消失，可有视网膜下纤维蛋白沉着，用双目间接检眼镜观察，黄斑呈圆顶状盘状脱离区。

2）荧光血管造影：黄斑部在静脉期有一个或数个渗漏点，强荧光点逐渐扩大呈喷射状或墨迹样。

3）OCT 检查：可见黄斑盘状脱离区视网膜隆起，其下有液性暗区，常常伴有 RPE 脱离隆起，RPE 下液性暗区。

（4）诊断：根据临床表现、眼底表现和荧光血管造影改变即可确诊。

（5）鉴别诊断：有黄斑水肿的视网膜脱离：应充分散瞳，详查周边视网膜，神经上皮脱离达周边部，可见视网膜裂孔。

（6）治疗：无特殊药物。多数病例数月可自愈。部分长期迁延不愈，反复发作，下方视网膜色素上皮带状萎缩，黄斑下出现机化膜。渗漏点距中心凹 200μm 以外者，可采用激光光凝渗漏点，促进 RPE 屏障修复和视网膜下液吸收。

2. 年龄相关性黄斑变性（AMD）

（1）病因：确切病因尚未明了，可能与遗传、代谢、营养及黄斑长期慢性的光损伤等因素有关。

（2）临床表现：50 岁以上常见，视力不同程度下降。

（3）专科检查：眼底见色素上皮下玻璃膜疣，后极部色素紊乱，视网膜下灰黄色新生血管，视网膜下出血。玻璃体出血。FFA 可见新生血管、荧光素渗漏，遮蔽荧光。

（4）诊断：根据年龄、临床表现与专科检查结果即可诊断。AMD 分为干性和湿性两型：

1）干性（或称萎缩性、非新生血管性）AMD，主要有玻璃膜疣和 RPE 异常改变。可见色素上皮下大小不一的黄色圆形玻璃膜疣，可融合，后极部色素紊乱，视力不同程度下降。

2）湿性（或称渗出性、新生血管性）AMD：视力突然下降。检查可见后极部视网膜下灰黄色新生血管，伴暗红色视网膜下出血。病灶范围大小不一可有玻璃体出血。FFA 早期可见新生血管形态，后期荧光素渗漏，出血区遮蔽荧光。日久黄斑下瘢痕化，中心视力完全丧失。

（5）鉴别诊断

特发性 CNV：在青壮年发生，多为单眼，病灶较局限。

（6）治疗

1）微脉冲激光照射：可试用于软性玻璃膜疣行。

2）激光光凝：用于湿性 AMD 新生血管在中心凹外 200μm 者，但可能复发。

3）用于湿性 AMD 的其他治疗：抗新生血管生成药物、糖皮质激素类药物玻璃体注射，810nm 红外激光经瞳孔温热疗法、光动力疗法、黄斑转位手术、视网膜下手术切除 CNV 等。

3. 黄斑囊样水肿

（1）病因：与炎症、手术、视网膜血管病变等有关。

（2）临床表现：可无明显症状，或有视力下降、视物变形。

（3）专科检查：眼底见中心凹光反射消失，黄斑部视网膜反光增强，呈毛玻璃状。三面镜下，偶见视网膜呈囊样改变。FFA：静脉期黄斑区毛细血管渗漏，造影晚期荧光素在囊腔内积存，呈现放射状排列的花瓣状强荧光。OCT 可以更加准确的检查出黄斑囊样水肿。

（4）治疗：治疗原发疾病，根据情况可采用黄斑格栅样激光光凝治疗、玻璃体手术。

4. 黄斑和色素上皮营养不良 此类疾病主要表现为黄斑和 RPE 出现黄色物质沉着及细胞逐渐丧失。

（1）Stargardt 病：为遗传性疾病。发病年龄多在 10 岁左右，视力进行性缓慢下降，有色觉障碍。早期，眼底无明显改变，以后黄斑区出现黄色斑点，地图样萎缩，呈金箔样反光。晚期脉络膜毛细血管萎缩。FFA 检查，早期黄斑区透见荧光；晚期后极部呈弱荧光。无特殊治疗。

（2）Best 病（卵黄样营养不良、卵黄样变性）：为常染色体显性遗传。临床表现多样。黄斑出现卵黄样病变，伴瘢痕和地图样萎缩，少有 CNV。EOG 可协助诊断，多数患者可保留阅读视力。无特殊治疗。

5. 黄斑裂孔 黄斑裂孔可因外伤、变性、高度近视、长期 CME、玻璃体牵拉等引起。眼底见黄斑区有一边界清晰的暗红色孔，中心视力明显下降。必要时可行玻璃体手术治疗。

6. 黄斑视网膜前膜（ERM） 可由多种原因引起。特发性黄斑 ERM 发生于无任何其他眼病的老年人。可有黄斑皱褶、变形、水肿，出现视力下降和视物变形。

可采用玻璃体手术剥除前膜。

【复习思考题】

1. 简答题

（1）简述中心性浆液性脉络膜视网膜病变的病因、临床特征、诊断和鉴别诊断、治疗。

（2）年龄相关性黄斑变性与哪些因素有关？有何临床表现？

（3）年龄相关性黄斑变性如何分类与治疗？

2. 病史采集训练 某男，40岁，因右眼眼前暗影，视物变形，视力下降3天入院。请围绕主诉采集相关病史。

3. 病例分析 为一年龄相关性黄斑变性典型病例做以下分析：

（1）诊断及诊断依据；

（2）鉴别诊断；

（3）进一步检查；

（4）治疗原则。

三、视网膜脱离、视网膜色素变性及视网膜母细胞瘤

【见习要求】

1. 掌握孔源性视网膜脱离的病因、临床表现、诊断和鉴别诊断、治疗。

2. 掌握视网膜色素变性的病因、临床特征、诊断和鉴别诊断、治疗。

3. 掌握视网膜母细胞瘤的病因、临床表现、诊断和鉴别诊断、治疗原则。

【见习时数】 1学时。

【见习准备】

1. 同学阅读材料中相关章节内容。

2. 教师挑选临床典型病人 1 人/小组。

3. 各项检查仪器 1 套/小组。

【见习过程】

1. 讲授病史采集、眼部检查要点，同学分组进行采集病史，并做专科检查。

2. 同学汇报病历摘要、阳性体征。

3. 同学归纳总结病例特点，作出诊断，并说明诊断依据。

4. 结合病人的具体实际，教师以提问的方式小结。

【病史采集要点】

1. 现病史

（1）发病情况：缓慢或急骤起病？

（2）发病的原因或诱因：情绪激动、劳累、炎症、外伤、手术、化学损伤等？

（3）主要症状：是否疼痛、视力下降、眼前黑影、视物变形、瞳孔散大、视野缺损等？

（4）诊疗情况：在何处就诊过？做过何种检查？做何处理及疗效如何？

（5）一般情况：精神、体力、饮食、大小便如何？体重有何变化？

2. 其他相关病史

（1）有无药物过敏史、毒物及疫水接触史、预防接种史、输血史、传染病病史等。

（2）其他既往病史（如高血压、糖尿病、中毒、创伤或手术等）。

【体查要点】

1. 体温、脉搏、呼吸、血压、体位、神志。

2. 全面而详细的眼部临床检查和眼底血管造影。

3. 实验室检查：血糖等。

4. B 超、CT、CDFI、MRI。

【知识精要】

1. 裂孔性视网膜脱离（RRD）

（1）发病机制：在视网膜裂孔形成的基础上，液化的玻璃体进入视网膜感觉层与 RPE 之间，导致视网膜脱离。多见于老年人、眼外伤、高度近视、无晶状体眼和人工晶状体眼等。

（2）临床表现：有“飞蚊症”、“闪光”感或眼前飘浮物，幕状黑影阴影遮挡，视力减退。

（3）专科检查：眼压多偏低。眼底：脱离视网膜呈灰白色隆起，大范围的视网膜脱离呈波浪状起伏不平，不透明，其上有迂曲的视网膜血管，严重者视网膜表面增殖，可见固定皱褶。玻璃体常有后脱离、液化及混浊。多可找到红色视网膜裂孔，最多见于颞上象限。有玻璃体积血时，应作超声检查协助诊断。少数 RRD 裂孔查找不到，应排除渗出性视网膜脱离、视网膜劈裂。

（4）诊断：根据病史、典型的眼底表现即可诊断。

（5）治疗

1）治疗原则是手术封闭裂孔。查找所有裂孔是手术成功的关键。可采用激光光凝、电凝或冷凝，透巩膜光凝、使裂孔周围产生炎症反应以闭合裂孔。

2）另外可据情况，行巩膜外垫压术或/和巩膜环扎术，复杂病例需行玻璃体手术、硅油或气体玻璃体腔内充填等手术。

2. 渗出性 RD 一般无视网膜裂孔，有全身或/和眼部相应疾患。见于原田病、后巩膜炎、葡萄膜炎、中心性浆液性脉络膜视网膜病变、Coats 病、恶性高血压、视网膜血管瘤、特发性葡萄膜渗漏综合征、脉络膜肿瘤等。寻找原发病，针对原发病治疗。

3. 牵拉性视网膜脱离（TRD） 指因增生性膜牵拉引起的 RD，见于眼球穿通伤导致的眼内纤维组织增生的牵拉，或视网膜静脉周围炎、糖尿病性视网膜病变或视网膜静脉阻塞等视网膜缺血引起的新生血管膜的牵拉。牵拉性视网膜脱离可以继发视网膜裂孔形成。需行玻璃体切割联合视网膜复位术。

4. 视网膜色素变性（RP）

（1）病因：原发性视网膜色素变性是一组遗传病，属于光感受器细胞及色素上皮营养不良退行性病变。

（2）临床表现：以夜盲、进行性视野缩小、色素性视网膜病变和光感受器功能不良为特征，极大多数双眼发病。一般 30 岁以前发病，到中年或老年时因黄斑受累视力严重障碍而失明。

（3）专科检查

1）视野缓慢缩小，出现中周部暗点、环形暗点，晚期形成管状视野。中央视力可长期保持，一般双眼表现对称。

2）眼底：早期仅有赤道部视网膜色素稍紊乱，病情进展，赤道部视网膜血管旁出现骨细胞样色素沉着，逐步累及到向后极部及锯齿缘。视盘呈蜡黄色萎缩，视网膜血管变细，视网膜呈青灰色，玻璃体混浊。常见晶状体后囊膜下锅底样混浊。

3）FFA 检查：早期显示斑驳状强荧光，病变明显时，有大片强透见荧光，色素沉着处遮挡荧光。晚期大面积弱荧光。

4）暗适应检查、EOG 及 ERG 异常，有助于早期诊断。

（4）诊断与鉴别诊断：根据进行性夜盲史和典型的眼底改变即可诊断。不典型病例，应注意与其他继发性视网膜变性相鉴别，后者可继发于感染（如梅毒）、脉络膜血管阻塞、脉络膜视网膜炎症、中毒和系统性代谢异常等，视网膜变性可伴有系统性疾病。

（5）治疗：无有效治疗。注意避光，戴太阳镜。白内障明显时可行手术治疗。

5. 视网膜母细胞瘤（RB）

（1）病因：约 40%的病例为遗传型，为常染色体显性遗传。遗传型发病早，多为双侧，视网膜上 RB 为多灶性。60%为非遗传型，为视网膜母细胞突变所致，多为单眼，视网膜上只有单个病灶。

（2）临床表现：是儿童最常见的原发性眼内恶性肿瘤，90%发生于 3 岁以前。平均确诊年龄为 1～2 岁，约 1/3 为双眼发病。由于婴幼儿不能自述，一般发现较晚，很多患儿是因出现白瞳症、斜视或患眼红痛及青光眼才被家长发现。

（3）专科检查

1）眼内期：见视网膜上有黄白色隆起的肿块，呈圆形或椭圆形，边界不清，多位于后极部偏下方；肿块表面的视网膜血管可有扩张或出血，可伴浆液性视网膜脱离。肿瘤团块播散于玻璃体及前房时，出现 KP，假性前房积脓、玻璃体混浊、或在虹膜表面形成灰白色肿瘤结节。

2）青光眼期：肿瘤长大后，眼内压增高，进入青光眼期。角膜上皮水肿、角膜变大及眼球膨大。

3）眶内期：至晚期，肿瘤可穿破眼球壁，进入眶内期。可见眼球表面肿块或眼球突出等。肿瘤细胞可沿视神经或眼球壁上神经血管的孔道向颅内或眶内扩散，也可由淋巴管向附近淋巴结、软组织转移，或由血循环向全身转移，最终导致死亡。

4）超声波与 CT 可分别显示眼内或眶内实质性病

变、眶骨壁改变及钙化灶。

5）偶有表现特殊的情况，如：三侧性 RB（双眼 RB，伴发蝶鞍区原发性神经母细胞瘤或颅内松果体瘤、第二恶性肿瘤（遗传型患者若干年后可发生其他原发性恶性肿瘤，如纤维肉瘤、骨肉瘤、伴发良性视网膜细胞瘤、肿瘤自发消退）。

（4）诊断：根据病史，临床表现，超声波、CT 等一般可确诊。遗传型发病早，多为双侧，视网膜上可有多个肿瘤病灶，且易发生第二恶性肿瘤，非遗传型者相反。

（5）鉴别诊断

1）Costs 病：多见于男性青少年，常为单眼发病，病程缓慢。眼底见视网膜毛细血管扩张、视网膜有大片黄白色脂质渗出及胆固醇结晶、多无钙化表现。

2）转移性眼内炎：多见于儿童高热病后，玻璃体形成脓肿，瞳孔呈黄白色，患眼眼压多低于正常。

（6）治疗

1）首要问题是控制肿瘤生长、转移，以挽救患儿生命。

2）其次是考虑保留眼球及有用视力。治疗方案根据肿瘤具体情况而定。

3）激光或冷冻治疗：局限于视网膜内的早期小肿瘤可采用。

4）敷贴器放疗：中等大小但较局限者可用。

5）眼球摘除手术：眼内期，肿瘤占 1/4 以上眼底面积者。手术操作要轻柔，视神经切除不少于 10mm。

6）化疗或联合放疗：肿瘤已扩散到眼外或转移者。

【复习思考题】

1. 简答题

（1）孔源性视网膜脱离的病因是什么？有何临床

表现？

（2）孔源性视网膜脱离如何进行诊断、鉴别诊断与治疗。

（3）简述视网膜色素变性的病因和临床特征。

（4）视网膜色素变性如何进行诊断、鉴别诊断？

（5）视网膜母细胞瘤的病因是什么？有何临床表现？

（6）视网膜母细胞瘤如何进行诊断、鉴别诊断与治疗原则？

2. 病史采集训练

某男，40岁，因右眼有“飞蚊症”、“闪光”感，眼前飘浮物，眼前阴影遮挡，视力明显减退。3天入院。请围绕主诉采集相关病史。

3. 病例分析

找一视网膜脱离典型病例，要求做出以下分析：

（1）诊断及诊断依据；

（2）鉴别诊断；

（3）进一步检查；

（4）治疗原则。

笔记栏

（费志刚）

见习十一 视神经疾病

一、视神经炎

【见习要求】

1. 掌握视乳头炎的病因、临床表现、诊断和治疗。

2. 掌握球后视神经炎的病因、临床表现、诊断和治疗。

【见习时数】 2学时。

【见习准备】

1. 见习同学阅读教材中相关章节内容。

2. 带教教师为每一见习小组挑选临床典型病人1人。

3. 每小组各使用一套检查仪器。

【见习过程】

1. 讲授病史采集、眼部检查要点，见习同学分组进行采集病史，并做专科检查。

2. 见习同学汇报病历摘要、阳性体征。

3. 见习同学归纳总结病例特点，作出诊断，并说明诊断依据。

4. 结合病人的具体实际，教师以提问的方式作小结。

【病史采集要点】

1. 现病史

（1）发病情况：缓慢或急骤起病？

（2）发病的原因或诱因：有无炎性脱髓鞘疾病？有无局部和全身的感染？有无自身免疫性疾病？

（3）主要症状：是否存在眼痛、视力下降、眼前黑影、视野缺损、色觉异常等？

（4）伴随症状：是否存在额部疼痛、恶心、呕吐等？

（5）诊疗情况：在何处就诊过？做过何种检查？做过何处理及疗效如何？

（6）一般情况：精神、体力、饮食、大小便如何？体重有何变化？

2. 其他相关病史

（1）有无药物过敏史、毒物及疫水接触史、预防接种史、输血史、传染病病史等。

（2）其他既往病史（如高血压、糖尿病、中毒、创伤或手术等）。

【体查要点】

1. 体温、脉搏、呼吸、血压、体位、神志。

2. 全面而详细的眼科一般检查。

3. 视野检查。

4. 视觉电生理检查（VEP）。

5. 磁共振成像（MRI）。

【知识精要】

1. 病因

（1）炎性脱髓鞘：较常见，确切病因不明

（2）感染：局部和全身的感染都可累及视神经。

1）局部感染：眼内、口腔等部位炎症均可直接蔓延导致视神经炎。

2）全身感染：某些感染性疾病和病毒性疾病均可导致视神经炎。

（3）自身免疫性疾病：如系统性红斑狼疮、结节病等均可引起视神经非特异性炎症。

2. 临床表现　视神经炎按病变部位的不同可分为视乳头炎及球后视神经炎。成人多为单眼，儿童有半数双眼发病。视力急剧下降，1～2 天内可降至无光感，1 周时视力损害最严重，以后视力逐渐恢复，1～3 个月部分患者视力恢复正常。可有闪光感，眼眶或眉弓部痛，或眼球转动时疼痛。

3. 专科检查

（1）眼部检查：有传入性瞳孔运动障碍，视乳头炎者可见视盘充血，水肿＜3D，视盘表面或其周围有小的出血点，少量渗出。视网膜静脉增粗。动脉多正常。球后视神经炎者眼底无改变。部分视乳头炎患者其渗出物可扩散到黄斑周围形成视神经视网膜炎。晚期患者可出现血管变细，视盘颜色变淡或萎缩。

（2）视野检查：典型改变有中心暗点或视野向心性缩小

（3）VEP：P100 波（P1 波）潜伏期延长，振幅降低。

（4）MRI：眼眶的脂肪抑制序列 MRI、头部 MRI 对选择治疗方案和判断预后有意义。

（5）系统的检查：患者年龄在 20～50 岁的范围之外，双侧同时发病，发病时间超过 14d 视力仍在下降时需作系统检查。

4. 诊断 根据临床表现、视野改变、VEP 改变、MRI 检查即可明确诊断。

5. 鉴别诊断

（1）前部缺血性视神经病变：视力突然丧失，无眼球运动时疼痛，视盘肿胀，呈灰白色，视野最常见为下方缺损，年龄多在 40 岁以上。

（2）Leber 视神经病：好发年轻男性，可有或无家族史。双眼视力丧失，一眼迅速、另眼在数天至数月内发生。可有视盘水肿、视盘旁毛细血管扩张，视神经萎缩。

（3）中毒性或代谢性视神经病变：双侧视力进行性无痛性丧失，可能继发于酒精中毒，营养不良，贫血等各种因素。

6. 治疗

（1）部分患者可自行恢复。

（2）急性患者，糖皮质激素冲击疗法。

（3）有多发性硬化或视神经炎病史的患者，应用维生素 B 族药及血管扩张剂。

【复习思考题】

1. 简答题

（1）简述视乳头炎的病因和临床表现。

（2）简述球后视神经炎的病因和临床表现。

（3）如何诊断与治疗视神经炎?

2. 病史采集训练

某男，25 岁，因视力急剧下降，伴闪光感，眼球转动时疼痛 3 天入院。请围绕主诉采集相关病史。

3. 病例分析

找一球后视神经炎病例，要求做出以下分析：

（1）诊断及诊断依据；

（2）鉴别诊断；

（3）进一步检查；

（4）治疗原则。

二、缺血性视神经病变

【见习要求】

掌握缺血性视神经病变的病因、临床表现、诊断和治疗。

【见习时数】　1 学时。

【见习准备】

1. 见习同学阅读教材中相关章节内容。

2. 带教教师为每一见习小组挑选临床典型病人 1 人。

3. 每小组各使用一套检查仪器。

【见习过程】

1. 讲授病史采集、眼部检查要点，见习同学分组进行采集病史，并做专科检查.

2. 见习同学汇报病历摘要、阳性体征.

3. 见习同学归纳总结病例特点，作出诊断，并说明诊断依据.

4. 结合病人的具体实际，教师以提问的方式作小结。

【病史采集要点】

1. 现病史

（1）发病情况：缓慢或急骤起病？

（2）发病的原因或诱因：炎症、缺血、外伤、中毒、肿瘤、遗传因素、情绪激动、营养性或代谢性障碍等？

（3）主要症状：是否存在眼痛、视力下降、眼前黑影、视野缺损、色觉异常等？

（4）伴随症状：是否存在额部疼痛、恶心、呕吐等？

（5）诊疗情况：在何处就诊过？做过何种检查？做过何处理及疗效如何？

（6）一般情况：精神、体力、饮食、大小便如何？体重有何变化？

2. 其他相关病史

（1）有无药物过敏史、毒物及疫水接触史、预防接种史、输血史、传染病病史等。

（2）其他既往病史（如高血压、糖尿病、中毒、创伤或手术等）。

【体查要点】

1. 体温、脉搏、呼吸、血压、体位、神志。

2. 全面而详细的眼科一般检查。

3. 视觉电生理检查。

4. 相应的实验室检查：血常规、血糖检查等。

【知识精要】

1. 病因

（1）眼动脉炎等引起视盘局部血管病变的因素。

（2）红细胞增多症、白血病等引起血粘度增加的因素。

（3）全身血压低等导致眼部血流低灌注的因素。

2. 临床表现　视力突然剧降。先单眼发病，数周至数年可累及另一眼。好发与 50 岁以上患者。

3. 专科检查

1）早期视盘淡红色轻度水肿，常见局限性灰白色水肿，盘周有线状出血，表面毛细血管扩张，后期出现 RNFL 缺损，可伴有视网膜中央动脉阻塞或外展神经麻痹。

2）视野：常为与生理盲点相连的弓形或扇形暗点视野缺损。

4. 诊断　根据视力、眼底、视野变化即可诊断。临床分非动脉炎性与动脉炎性两种类型。前者以 40～60 岁患者多见，可有糖尿病、高血压等危险因素。后者较前者少见，主要为颞动脉炎所致，多见于 70～80 岁的老人，视力减退、视盘水肿较前者明显，可双眼同时发病，颞动脉活组织检查可确诊。

5. 鉴别诊断　视神经炎：年轻患者多见，非突然发病，有传入性瞳孔运动障碍，眼球转动时疼痛，视盘水肿更明显，视网膜出血，后玻璃体有细胞。

6. 治疗

（1）积极治疗原发疾病。

（2）全身应用糖皮质激素。

（3）维生素 B 族等神经营养支持药物。

（4）应用血管扩张药，降眼压药改善微循。

【复习思考题】

1. 简答题

（1）缺血性视神经病变的病因有哪些？

（2）简述缺血性视神经病变临床表现。

（3）如何诊断和鉴别诊断缺血性视神经病变？

（4）缺血性视神经病变如何治疗？

2. 病史采集训练

某男，56岁，因右眼视力突然下降3天入院。请围绕主诉采集相关病史。

3. 病例分析

找一缺血性视神经病变病例，要求做出以下分析：

（1）诊断及诊断依据；

（2）鉴别诊断；

（3）进一步检查；

（4）治疗原则。

三、视神经萎缩

【见习要求】

掌握视神经萎缩的病因、临床表现、诊断和治疗。

【见习时数】 1学时。

【见习准备】

1. 见习同学阅读教材中相关章节内容。

2. 带教教师为每一见习小组挑选临床典型病人1人。

3. 每小组各使用一套检查仪器。

【见习过程】

1. 讲授病史采集、眼部检查要点，见习同学分组进行采集病史，并做专科检查。

2. 见习同学汇报病历摘要、阳性体征。

3. 见习同学归纳总结病例特点，作出诊断，并说明诊断依据。

4. 结合病人的具体实际，教师以提问的方式作小结。

【病史采集要点】

1. 现病史

（1）发病情况：缓慢或急骤起病？

（2）发病的原因或诱因：炎症、缺血、外伤、中毒、肿瘤、遗传因素、情绪激动、营养性或代谢性障碍等？

（3）主要症状：是否存在眼痛、视力下降、眼前黑影、视野缺损、色觉异常等？

（4）伴随症状：是否存在额部疼痛、恶心、呕吐等？

（5）诊疗情况：在何处就诊过？做过何种检查？做过何处理及疗效如何？

（6）一般情况：精神、体力、饮食、大小便如何？体重有何变化？

2. 其他相关病史

（1）有无药物过敏史、毒物及疫水接触史、预防接种史、输血史、传染病病史等；

（2）其他既往病史（如高血压、糖尿病、中毒、创伤或手术等）。

【体查要点】

1. 体温、脉搏、呼吸、血压、体位、神志；

2. 全面而详细的眼科一般检查；

3. 视觉电生理检查；

4. 相应的实验室检查：血常规、血糖检查等；

5. 影像学检查：眼底血管造影、B 超、CT、MRI 等。

【知识精要】

1. 病因

（1）结核性脑膜炎等因素引起的颅内高压或颅内炎症。

（2）视网膜病变：包括血管性、炎症、变性等。

（3）视神经病变；包括血管性、炎症、铅及其他金属类中毒、梅毒性等。

（4）眶内或颅内的肿瘤、血肿等因素导致的压迫性病变。

（5）颅脑或眶部外伤等外伤性病变。

（6）糖尿病等代谢性疾病。

（7）Leber 病等遗传性疾病。

（8）维生素 B 缺乏等营养性因素。

2. 临床表现 临床上主要分原发性视神经萎缩和继发性视神经萎缩两大类。

（1）原发性：视盘边界清楚，色淡或苍白，筛孔可见，视网膜血管一般正常。

（2）继发性：视盘边界模糊不清，色灰白、晦暗，生理凹陷消失。视网膜动脉变细，血管白鞘；视网膜可见硬性渗出或出血，以后极部多见。

3. 诊断 根据眼底表现视神经萎缩多可作出诊断，原发性需做视野、视觉电生理、CT、MRI 等多种辅助检查，明确病因。

4. 治疗

（1）针对病因，积极治疗原发疾病。

（2）维生素 B 族等神经营养支持药物。

（3）应用血管扩张药，改善微循环。

【复习思考题】

1. 简答题

（1）简述视神经萎缩的病因？

（2）视神经萎缩有哪两种类型？有何临床表现？

（3）如何诊断与治疗视神经萎缩？

2. 病史采集训练

某男，25 岁，因视力下降 1 月入院。请围绕主诉采集相关病史。

3. 病例分析

找一视神经萎缩典型病例，要求做出以下分析：

（1）诊断及诊断依据；

（2）鉴别诊断；

（3）进一步检查；

（4）治疗原则。

笔记栏

（周　俊）

见习十二　屈 光 不 正

一、正视、屈光不正与老视

【见习要求】

1. 掌握眼的屈光系统概念、正视眼的调节、眼的调节与集合机制。

2. 掌握近视、远视、散光的分类、临床表现、诊断和治疗。

3. 掌握老视的概念、临床表现、诊断和治疗。

4. 熟悉屈光参差的临床表现和矫正。

【见习时数】　1学时。

【见习准备】

1. 同学阅读材料中相关章节内容。

2. 教师挑选临床典型病人1人/小组。

3. 各项检查仪器1套/小组。

【见习过程】

1. 讲授病史采集、眼部检查要点，同学分组进行采集病史，并做专科检查。

2. 同学汇报病历摘要、阳性体征。

3. 同学归纳总结病例特点，作出诊断，并说明诊断依据。

4. 结合病人的具体实际，教师以提问的方式小结。

【病史采集要点】

1. 现病史

（1）发病情况：起病时间、持续时间？

（2）发病的原因或诱因：有无长时间进行读书、玩电脑、看电视等近距离工作；

（3）主要症状：视力下降、视疲劳、夜间视力差等；

（4）伴随症状：有无飞蚊症、漂浮物、闪光感、突眼、斜视等？

（5）诊疗情况：在何处就诊过？做过何种检查？做何处理及疗效如何？

（6）一般情况：精神、体力、饮食、大小便如何？体重有何变化？

2. 其他相关病史

（1）有无药物过敏史、毒物及疫水接触史、预防接种史、输血史、传染病病史等。

（2）其他既往病史（如高血压、糖尿病、中毒、创伤或手术等）。

【体查要点】

1. 视力：包括远、近视力。

2. 眼位：有无斜视、运动障碍，有无眼球突出。

3. 裂隙灯：前房深浅。

4. 眼底：视盘的颜色，边界，有无近视弧或近视环，有无豹纹状眼底，黄斑出血、视网膜变性等眼底改变。

5. 调节：远点与近点，范围与幅度。

【知识精要】

1. 眼屈光系统 眼屈光系统由角膜、房水、晶状体和玻璃体组成，眼球屈光力大小用焦距（f）表示，屈光力的单位为屈光度（D），D=1/f。正视眼的屈光力与眼轴长度是相匹配的。

2. 眼的调节与集合

（1）调节：调节是为看清近物而改变眼的屈光力的功能，调节力以屈光度单位，调节力随着年龄增长逐渐减退。

（2）远点与近点：眼在不用调节时所能看清的最远点称为远点，眼用最大调节所能看清的最近点称为近点。

（3）调节范围与调节幅度：调节范围为远点与近点的间距。调节幅度为眼看远点与看近点时屈光力的差。调节幅度与年龄密切相关。

（4）集合：视近物时，双眼必须内转，这种现象称为集合。集合程度通常用棱镜度（$^{\Delta}$）或米角（M.A）表示。

（5）眼的三联动现象：指视近物时眼发生的调节增加、眼轴内集和瞳孔缩小的反射现象，也称近反射。调节与集合作用是协同运动的。

3. 正视 指眼不用调节时，外界的平行光线经眼的屈光系统屈折后，刚好聚焦视网膜黄斑中心凹的屈光状态。

4. 屈光不正 指眼不用调节时，外界的平行光线经眼的屈光系统屈折后，不能聚焦视网膜黄斑中心凹的屈光状态。包括近视、远视、散光。

（1）分类

1）近视与远视：按屈光成分分为：屈光性近（远）视、轴性近（远）视与混合性近（远）视。按近或远视度数分为：轻度近（远）视（＜3.00D）、中度近（远）（+3.00D～+5.00D）、高度近（远）视（＞+6.00D）。

2）散光：分为规则散光和不规则散光两大类，规则散光根据两个主要子午线力量的关系分为顺规散光、逆规散光和斜向散光；根据两条主子午线聚焦与视网膜的位置关系分为单纯近视散光、单纯远视散光、复合近视散光复合远视散光、混合散光。

（2）临床表现

1）近视：远视力下降，近视力正常；可有视力疲劳、夜间视力差、飞蚊症、漂浮物、闪光感等症状；可发生外隐斜或外斜视；眼轴伸长，眼球突出，前房稍深，玻璃体及眼底改变；可并发性白内障、视网膜脱离。

2）远视：临床表现与远视程度、年龄密切相关。轻度远视，远、近视力正常，无症状，称为隐性远视。稍重的远视或调节力稍不足的，远、近视力均不好，视力疲劳明显。远视眼常伴有小眼球、浅前房、眼底检查可见假性视盘炎，可发生内斜视和屈光性弱视。

3）散光：散光度数低者视力正常可无症状，散光度数稍高可有远、近视力减退，重影，视力疲劳，喜眯眼而视，可形成弱视。

（3）诊断：根据临床表现和验光结果即可诊断。

（4）治疗

1）框架眼镜：近视眼需用凹透镜矫正。远视与散光轻度无症状者不需矫正，否则应配镜矫正。远视用凸透镜矫正。近视性散光用凹柱镜片，远视性散光用凸柱镜片矫正，不规则散光可试用硬性角膜接触镜矫正。

2）角膜接触镜。

3）屈光手术。

5. 屈光参差 双眼屈光状态不同称为屈光参差。如果双眼的屈光参差大于 2.5D 会破坏双眼单视，患者双眼单视障碍，两眼交替使用或单眼视力，还可形成屈光参差弱视与斜视，屈光参差可用框架眼镜、角膜接触镜、屈光手术矫正。用框架眼镜矫正时需考虑框架眼镜的视网膜像放大率。

6. 老视 老视为与年龄相关的生理性调节力下降。多数患者在 40 岁左右出现。患者感近距离工作或阅读困难，视觉疲劳，远视力如常，近视力下降。根据患者的屈光状态、职业等因素，老视可选择适当的凸透镜矫正，也可选择手术、激光、射频矫正。

【复习思考题】

1. 简答题

（1）什么是眼的调节与集合，两者之间有何关系？

（2）什么是屈光不正？包括哪几种？各自的临床表

现与治疗方法。

（3）简述屈光参差的概念、临床表现与治疗。

2. 病史采集训练

某男，10岁，因双眼视力下降半年就诊，请围绕主诉采集相关病史。

3. 病例分析

找一远视病例，要求做出以下分析：

（1）诊断及诊断依据；

（2）鉴别诊断；

（3）进一步检查；

（4）治疗原则。

二、屈光检查方法

【见习要求】

1. 掌握他觉验光法和主觉验光法的检查方法。
2. 了解检影中影光情况。
3. 掌握睫状肌麻痹验光的适应证和常用药物。

【见习时数】 2学时。

【见习准备】

1. 同学阅读材料中相关章节内容。
2. 教师挑选临床典型病人1人/小组。
3. 各项检查仪器1套/小组。

【见习过程】

1. 在模拟眼上体验检影验光。
2. 同学之间相互进行电脑验光。
3. 在电脑验光的基础上用综合验光仪按进操作程序进行主觉验光。
4. 同学汇报验光结果，作出诊断，并说明诊断依据。
5. 结合验光结果，教师以提问的方式小结。

【知识精要】

1. 客观验光法　客观验光法是通过客观地测定被检眼眼底反射光线所形成像的位置，以此来判断眼球屈光系统的屈光状态。主要有直接检眼镜检查法、检影镜检查法、电脑验光仪验光等。客观验光法结果欠准确，受患者的合作程度、调节作用等因素的影响，验配处方需通过规范主觉验光确定。

（1）检影：是客观验光的主要方法之一。检影验光是借助检影镜将光线投射入被检眼眼内，然后摇动检影镜并观察瞳孔区的影光，来获得眼屈光状态的方法。具体操作步骤如下：

1）让被检者安坐检查椅上，如戴眼镜，则取下眼镜；

2）调整坐椅高度，使被检者眼位高度与验光医师眼位高度相等；

3）将综合验光仪与被检者相接触的部位用酒精消毒；

4）将综合验光仪放在被检者眼前，调节对应远瞳距并调整综合验光仪高度，使被检者双眼对准两侧视孔中心；

5）令被检者在检影过程中双眼均睁开，注视远距视标，通常选最大的单个视标；

6）在检影时，验光医师应将双眼睁开，分别用右眼检查被检者右眼，用左眼检查被检者左眼；

7）控制检查距离，检影镜距离被检眼 50cm 或 67cm；

8）检影时调整室内照明至适当水平；

9）令被检者注视视标，先检查右眼，后检查左眼；

10）通过改变检影镜的套筒位置和检查距离，转动检影镜的光带，寻找破裂现象、厚度现象和偏离现象，可以判断被检眼屈光状态为球性或散光；

11）如果屈光不正为球性，观察到影动为顺动或逆动，转动粗调球镜轮和微调球镜轮，即加上正镜或负镜直至瞳孔内满圆，无影动出现；

12）如果是散光，为了中和散光，首先要确定两条主子午线方向，然后分别中和两条主子午线上的屈光不正。当使用综合验光仪中的负柱镜时，一条子午线仅用球镜矫正，另一条主子午线用球镜和负柱镜结合来矫正；

13）当两条主子午线均被中和后，用球镜复查被中和的主子午线，必要时调整球镜度数。结果：检影获得的度数为总检影验光度数，该度数还需要加上工作距离对应的屈光度才是纯检影度数，比如工作距离为 50cm 时，应加上–2.00D；工作距离为 67cm 时，应加上–1.50D。最后在纯检影验光度数基础上作主觉验光。

（2）电脑验光：电脑验光仪是一种电子视网膜检眼影镜，操作简单快捷，但受调节影响有一定误差，可作为一种快速和有价值的屈光筛选方法。

2. 主觉验光法 是在检影或电脑验光的基础上，对验光结果进行调整，使镜片度数更加符合患者的视觉需求。主觉验光有直接试镜片法、云雾法，综合验光仪等。综合验光仪是一种较为规范的主觉验光仪器，它将各种测试镜片组合在一起，可用于验光与隐斜等视功能的检测，用其进行验光，可减少调节等因素的影响，使被检眼获得最佳矫正视力与双眼的调节平衡。操作程序如下：

（1）在客观验光法的基础上调整，首次获得 MPMVA（最正球镜时的最佳视力，maximum plus to maximum visual acuity）。

（2）进行首次红绿测试。

（3）用交叉柱镜调整散光轴位和度数。

（4）在精确散光调整基础上，使患者获得第二次 MPMVA。

（5）进行再次红绿测试。

（6）进行双眼平衡检查。

3. 睫状肌麻痹验光 屈光的检测的结果可受到眼的调节状况影响，为准确获得被检眼不用调节时的屈光不正度数，常需作睫状肌麻痹验光，亦称散瞳验光。

（1）适应证：初次进行屈光检查或远视伴内斜的儿童，需要全矫的或有视觉疲劳症状的远视患者等。

（2）常用药物：①1%硫酸环戊通滴眼液：验光前30min 滴眼 2 次；②0.5%～1%阿托品眼膏：每日 3 次，连续 3 天，阿托品扩瞳后的瞳孔恢复时间较长，约 2 周。

【复习思考题】

1. 简答题

（1）什么是客观验光？有几种方法？如何操作？

（2）什么是主觉验光？综合验光仪如何进行规范操作？

（3）那些患者需进行睫状肌麻痹验光？常用药物有哪些？

2. 操作考核

找一近视典型病例，要求做一下操作：

（1）电脑验光；

（2）综合验光仪验光。

三、屈 光 矫 正

【见习要求】

1. 掌握屈光不正矫治的方法。

2. 掌握框架眼镜优缺点及分类，眼镜处方的书写规范，熟悉镜片材料。

3. 掌握隐形眼镜优缺点及分类，软镜与硬镜的特点。

4. 掌握屈光手术的原理及分类、适应证、禁忌证与并发症。

【见习时数】 1 学时。

【见习准备】

1. 同学阅读材料中相关章节内容。

2. 教师挑选临床典型病人 1 人/小组。

3. 各项检查仪器 1 套/小组。

【见习过程】

1. 见习框架眼镜与隐形眼镜。

2. 根据典型患者的验光结果给出眼镜处方。

3. 参观屈光手术。

4. 结合病人的具体实际，教师以提问的方式小结。

【病史采集要点】

1. 现病史

（1）发病情况：起病时间、持续时间？

（2）发病的原因或诱因：有无长时间进行读书、玩电脑、看电视等近距离工作；

（3）主要症状：视力下降、视疲劳、夜间视力差等；

（4）伴随症状：飞蚊症、漂浮物、闪光感、突眼、斜视等？

（5）诊疗情况：在何处就诊过？做过何种检查？做何处理及疗效如何？

（6）一般情况：精神、体力、饮食、大小便如何？体重有何变化？

2. 其他相关病史

（1）有无药物过敏史、毒物及疫水接触史、预防接种史、输血史、传染病病史等。

（2）其他既往病史（如高血压、糖尿病、中毒、创伤或手术等）。

【体查要点】

1. 视力：包括远、近视力。

2. 眼位：有无斜视、运动障碍，有无眼球突出。

3. 裂隙灯：前房深浅。

4. 眼底：视盘的颜色，边界，有无近视弧或近视环，有无豹纹状眼底，黄斑出血、视网膜变性等眼底改变。

5. 调节：远点与近点，范围与幅度。

【知识精要】

屈光矫治的目的是使患者看得清楚、看得舒适、看得持久。矫治屈光不正的方法有：框架眼镜、角膜接触镜和屈光手术三种。

1. 框架眼镜

（1）眼镜镜片有球镜、柱镜、球柱镜三种。单纯远视用凹球镜矫正，单纯近视用凸球镜矫正。散光用柱镜或球柱镜矫正。

（2）框架眼镜安全、简便、经济，但存在放大率问题，屈光参差较大者常因双眼物像放大率差异难以适应。

（3）镜片材料：常用的有玻璃和树脂。玻璃镜片具有耐磨性好、折射率较高的优点，但重而易碎。树脂镜片不易破碎、较轻、抗紫外线，却易磨损。

（4）镜片设计：目前有突破性进展。如薄而轻并减少像差提高像质的非球面镜片、矫正老视的渐变多焦点镜片等。

（5）眼镜处方的书写规范：①注明眼别，先右，后左。右眼可缩写为 R 或 OD，左缩写为 L 或 OS，双眼缩写为 BE 或 OU；②同时需配远用（DV）和近用（DV）眼镜者，先开 DV 处方，后开 NV 处方；③DS 表示球镜度数，DC 表示柱镜度数，并需标明柱镜轴向。符号 Δ 表示棱镜度，也需标明棱镜基底朝向。用（/或）表示球镜、柱镜或棱镜成分联合。

（6）验配框架眼镜时应注意保持镜片几何中心、光学中心、与瞳孔中心的一致性，否则产生棱镜效应。

2. 角膜接触镜

（1）角膜接触镜俗称隐形眼镜，与角膜直接接触，像放大率较小，但可影响眼表正常生理。

（2）从材料上角膜接触镜分软镜和硬镜。

（3）软镜：由含水的高分子化合物制成，具有验配简单，配戴舒适等优点，但易产生蛋白等镜片沉淀物，不当配戴可引起巨乳头性结膜炎、角膜炎症等并发症。软镜可分为传统型、定期更换型和抛弃型。目前主张软镜更换周期不宜过长。

（4）硬镜：现多指硬性透氧性接触镜，由质地较硬的疏水材料制成。其特点包括：①具有透氧性强、抗蛋白沉淀、护理方便、光学成像质量佳等优点，但验配复杂，适应期较长；②矫正散光有较好的效果，也可用于圆锥角膜、不规则角膜等眼部疾病的视力矫正；③角膜塑型术是特殊设计的高透氧硬镜，通过夜间配戴，可暂时减低近视度数，实用于–3.00D 左右的近视，但停止配戴后，屈光不正度数很快回复，且验配复杂，操作不当可引起严重并发症，应规范验配；④其他特殊用途的角膜接触镜，如缓慢释放药物的角膜接触镜，绷带型角膜接触镜等。

3. 屈光手术　是指用手术的方式改变眼的屈光状态，有角膜屈光手术、眼内屈光手术和巩膜屈光手术三种。

（1）角膜屈光手术：是通过在角膜上施行手术来矫正屈光不正。有放射状角膜切开术、表面角膜镜片术、角膜基质环植入术，准分子激光角膜切削术、准分子激光角膜原位磨镶术等方法。

1）放射状角膜切开术（RK）：是在角膜前表面光学区以外区域，行放射状切开，使角膜在眼压的作用下，中央区变得较为扁平，屈光力降低来矫正近视。RK 对于低、中度近视有较好的安全性和有效性，但预测性、稳定性较差，手术并发症较多。Mini 放射状角膜切开术（Mini-RK）是 RK 的改良手术，采用 6 条放射状切口，缩短切口长度，以减少手术并发症，适合于治疗–4.00D 以内的近视。

2）表面角膜镜片术：首先刮除受体角膜中央区上皮，然后将已加工好的具有合适屈光度的异体角膜组织镜片缝于受体角膜表面。该手术安全，可逆。但准确性差，不能矫正散光，广泛受限。

3）角膜基质环植入术（ICRS）：是在旁中央区的角膜层间，植入由聚甲基丙烯酸甲酯制成两个半环或一个圆环，使该局部角膜隆起，角膜中央区变得扁平，屈光力降低，近视矫正。该手术具有不累及中央区角膜，反应轻，恢复快，效果可调、手术可逆、并发症少等优点。但手术仅适合–1.00～–3.00D 的近视，且疗效不稳定，可出现散光、夜间眩光、环周混浊等并发症。

4）准分子激光角膜切削术：用于眼科的准分子激光是波长为 193nm 的氟化氩（ArF）的气体激光，该激光具有对角膜的穿透力小、热效应低、能精确去除角膜组织等特点。准分子激光角膜切削术有光屈光性角膜切削术（PRK）与光治疗性角膜切削术（PTK）两种。

A. PRK：刮除角膜上皮后，用准分子激光切削角膜中央区或旁中央区角膜浅层基质，从而改变角膜表面曲率，减弱或增强屈光力，达到矫正近视、远视或散光的目的。手术适合于 20 岁以上、屈光度稳定 2 年以上的患者，术前应排除圆锥角膜、自身免疫疾病等禁忌证。PRK 对轻、中度近视有较好的疗效，安全性、稳定性好。但对高度近视预测性、稳定性较差，且存在角膜混浊（haze）、夜间眩光等并发症。

B. PTK：用准分子激光切削角膜浅层瘢痕。

5）准分子激光角膜原位磨镶术（LASIK）：是首先用微型角膜刀制作一带蒂的角膜瓣，然后掀开角膜瓣作基质层的激光切削。其手术原理、适应证、禁忌证与 PRK 相同。由于保留了角膜上皮层及前弹力层，术后疼痛轻，恢复快，haze 较少，对轻、中度、高度近视都有较好的疗效，安全性、稳定性好。但存在角膜层间上皮植入、角膜瓣游离等角膜瓣的并发症，手术难度较大，也有夜间眩光等与 PRK 相同的术后并发症，超高度近视患者，由于中央角膜厚度的原因，手术可能受到限制，且稳定性较差。

（2）眼内屈光手术：是在晶状体和前房施行手术以改变眼的屈光状态。有白内障摘除及 IOL 植入术，透明晶状体摘除及 IOL 植入术，虹膜支撑的或前房内的 IOL，晶状体前接触镜等手术方式。

1）白内障摘除及 IOL 植入术：适合于有白内障的近视眼患者，常采用小切口白内障超声乳化术，术前应根据患者屈光状态与视觉需求，考虑术后舒适的近视力等因素，计算并选择合适的 IOL，术中精确设计手术切口，以期达更好术后视觉效果。患者术后调节功能丧失。

2）透明晶状体摘除及 IOL 植入术：该手术易发生术中后囊破裂，术后后囊混浊、视网膜脱离、继发性青光眼和机化膜形成等并发症。随着白内障手术技术的发展，手术并发症已明显减少，目前该手术也是可供选择的一种屈光手术之一。手术常采用超声乳化术优于囊外摘除术，术后患者调节功能丧失。

3）有晶状体眼 IOL 手术（phakic IOL）：是在不摘除原有晶状体的前提下，在前房或后房植入人工晶体，是一种矫正超高度近视的有效方法。但可能发生角膜内皮细胞受损，角膜失代偿，白内障，继发性青光眼，瞳孔阻滞等并发症。

（3）巩膜屈光手术

1）后巩膜加固术：用异体巩膜和阔筋膜等材料加固巩膜后端，增强巩膜的抵抗力，对阻止高度近视的发展有一定疗效。

2）巩膜扩张术：根据 Schachar 调节假说，应用巩膜扩张带扩张晶状体赤道部与睫状肌之间的空间，使睫状肌力量恢复，调节力提高，但疗效和理论有待进一步研究。

【复习思考题】

1. 简答题

（1）屈光矫治的目的是什么，有哪些方法？

（2）框架眼镜镜片有几种？各自用于矫正何种屈光不正？

（3）屈光手术有哪些方法？准分子激光原位角膜磨镶术的原理适应证、禁忌证与并发症是什么？

2. 眼镜处方书写训练 下例处方表示什么：$-3.50DS/-1.50DC\times165/3\Delta$ BD

3. 病例分析 找一近视病例，要求做出以下分析：

（1）诊断及诊断依据；

（2）进一步检查；

（3）治疗原则。

笔记栏

（袁满红）

见习十三 斜视与弱视

一、斜视临床检查法

【见习要求】

1. 掌握遮盖试验、角膜映光法、三棱镜法、同视机检查法的检查方法及结果分析。

2. 熟悉复视试验、歪头试验：视觉感知检测的检查方法及结果分析。

【见习时数】 2 学时。

【见习准备】 典型病人 1 人/小组。

【见习过程】

1. 讲授共同性斜视检查要点，同学分组进行斜视检查。

2. 同学回示教室汇报检查结果说明其意义。

3. 结合检查的具体实际，教师以提问的方式小结。

【知识精要】

1. 遮盖试验

（1）交替遮盖试验：嘱患者注视视标，检查者交替遮盖患者双眼，可先遮盖一眼，然后迅速遮盖另一眼，观察患者先遮盖眼是否转动，如先遮盖眼不动，即为正位眼；如先遮盖眼转动，可能是隐斜或斜视。

（2）遮盖-去遮盖试验：嘱患者注视眼前目标，遮其一眼，然后快速去除遮盖，观察两眼有无转动和转动方向，随后以同样方法检查另眼。结果分析如下：

1）未遮眼始终注视目标，遮盖时，被遮盖眼偏斜，遮盖除去后，遮盖眼回复正位，说明被遮盖眼有隐斜或斜视（例如间歇性外斜）。

2）患者一眼偏斜，另眼正位。遮盖斜位眼，两眼不转动，表示未遮盖眼为经常注视眼。随后遮盖经常注视眼，斜位眼注视目标，遮盖除去，斜位眼回复偏斜眼位，经常注视眼注视视标，说明斜位眼为恒定性斜视。

3）患者遮盖前一眼偏斜，另眼正位，遮盖任意一眼，未遮盖眼充当注视眼，遮盖除去后，两眼均不转动或遮盖眼维持 1 分钟以上或眨眼两次仍不回位，说明为交替性斜视。

2. 角膜映光法　是最简单常用的方法，检查时嘱患者注视 33cm 处的手电灯光，检查者相向而坐，观察角膜上反光点的位置。结果分析如下：

（1）反光点位于瞳孔缘者，约为 10°～15°。

（2）反光点位于瞳孔缘与角膜缘间距的中点时，约为 25°～30°。

（3）反光点位于角膜缘时约为 45°。

3. 三棱镜法

（1）使患者用一眼注视视标，在患者斜视眼放置三棱镜，分别测定 33cm 与 6m 戴矫正眼镜与不戴矫正眼镜的斜视度数；看远还需测定向上注视 25°及向下注视 25°时的斜视度数，以排除 A-V 型斜视。

（2）确定斜视的性质和幅度：根据将患眼角膜反光点移到角膜中央时所需棱镜度数及方向确定。

（3）麻痹性斜视患者，需分别测定在右上、右、右下、左上、左及左下六个主要诊断眼位上的斜视度数。

4. 同视机检查法

（1）主觉斜视角：用知觉图片进行检查。健眼镜筒置于“0”位，转动斜视眼镜筒，两画片重合时，从同视机上读出的度数。可用三棱镜度或弧度来表示。

（2）客观斜视角：交替开闭两侧画片后的灯，移动镜筒，使角膜反光点位于角膜中央，直到两眼不动时，读取同视机上的度数。

5. 复视试验 在患者一眼前放一红色镜片，嘱其注视 0.67m 或 1m 远处的灯光，若为粉红色单一灯光，则无复视。若见一红色灯光和一白色灯光，则有复视；随后分别检查 6 个主要诊断眼位，各距中心约 20°，根据病人观察结果，绘制并分析复视图，分析步骤如下：

（1）确定复视是水平位或垂直位。

（2）水平位者，确定是交叉的或同侧的复视。交叉复视，为眼球外斜，说明内转肌麻痹；同侧复视，为眼球内斜，说明外转肌麻痹。

（3）对垂直位复视，应确定移位的物像低于还是高于真像。如果较低，说明麻痹眼比健眼高，也即麻痹眼的下转肌受累。

（4）确定复视偏离最大的方向，麻痹肌起作用的方向在该方向。在远侧的物像是属于麻痹眼的。

6. 歪头试验 用来鉴别上斜肌或对侧上直肌的麻痹。例如，左上斜视由左上斜肌麻痹引起者，如病人将头向左侧倾斜，则麻痹眼向上移位，Bielschowsky 征阳性，向健侧倾斜，则麻痹眼不上移。左上斜视为右上直肌麻痹引起者，不论病人把头向左侧或右侧，麻痹眼都不上移，Bielschowsky 征阴性。

7. 视觉感知检测 为了解双眼功能的严重程度、潜在的融像功能，尚需对患者进行双眼视觉功能的检测。

（1）抑制试验：可用 Worth 4 点法检测是否存在单眼抑制现象。

（2）潜在融像功能检测：常用为红滤片加棱镜方法。

（3）立体视功能测试：常用有随机点立体图检测。

【复习思考题】

（1）简述遮盖试验检查方法及结果分析。

（2）简述角膜映光法检查方法及结果分析。

（3）简述三棱镜法检查方法及结果分析。

（4）简述同视机检查法的检查方法及结果分析。

（5）简述复视试验的分析步骤。

二、斜视各论与弱视

【见习要求】

1. 掌握共同性斜视的病因、临床表现、诊断和治疗。

2. 掌握非共同性斜视的病因、临床表现、诊断和治疗。

3. 掌握弱视的概念、分类、病因、分度、临床表现和治疗原则。

【见习时数】　2 学时。

【见习准备】

典型病人 1 人/小组。

【见习过程】

1. 讲授共同性斜视检查要点，同学分组进病房采集病史，并做斜视检查。

2. 同学回示教室汇报病历摘要、阳性体征，提出必要的辅助检查并说明其目的。

3. 同学归纳总结病例特点，作出诊断，并说明诊断依据。

4. 结合病人的具体实际，教师以提问的方式小结。

【病史采集要点】

1. 现病史

（1）发病情况：发病年龄，逐步、忽然、还是间歇性起病?

（2）发病的原因或诱因：有无炎性脱髓鞘疾病? 有无局部和全身的感染? 有无自身免疫性疾病?

（3）主要症状：是否存在眼痛、视力下降、复视、眼前黑影、视野缺损、色觉异常等?

（4）伴随症状：是否存在额部疼痛、恶心、呕吐等？

（5）诊疗情况：在何处就诊过？做过何种检查？做过何处理及疗效如何？

（6）一般情况：精神、体力、饮食、大小便如何？体重有何变化？

2. 其他相关病史

（1）有无药物过敏史、毒物及疫水接触史、预防接种史、输血史、传染病病史等。

（2）其他既往病史（如高血压、糖尿病、中毒、创伤或手术等）。

（3）有无斜视和弱视的家族史。

【体查要点】

1. 体温、脉搏、呼吸、血压、体位、神志。

2. 颜面是否对称，睑裂是否等大，眼位偏斜的方向和程度，有无假性斜视及代偿头位？

3. 视力检查：各单眼的远近视力检测。

4. 屈光检查：首诊儿童行睫状肌麻痹验光。

5. 斜视的定性和定量检查。

【知识精要】

1. 共同性斜视

（1）病因：学说不一，无一种学说能够解释所有的问题。

1）调节学说：眼的调节作用与集合作用不能协调所致。

2）双眼反射学说：在双眼单视形成的过程中两眼视力不同，妨碍了双眼单视的功能，产生斜视。

3）解部学说：眼外肌发育过度或发育不全、眼外肌附着点异常，眼眶的发育、眶内筋膜结构的异常等。

4）遗传学说。

（2）临床表现：患者多无自觉症状，一眼注视目标，另眼偏斜。

（3）专科检查：第一斜视角与第二斜视角相等，两眼向各个方向转动时斜视度相等，眼球运动无障碍。

（4）诊断：根据临床表现及专科检查特点即可诊断。

（5）治疗：目的为恢复双眼的视觉功能和获得正常眼位。

1）矫正屈光不正：调节型者应充分矫正。

2）弱视治疗。

3）双眼单视训练。

4）手术治疗：斜视眼配镜半年以上，斜视度无改善者可考虑手术。术后，一般需继续配戴眼镜，进行双眼单视训练。

2. 非共同性斜视（麻痹性斜视）

（1）病因：先天性发育异常与后天性因素两种，后者原因如下：

1）支配眼外肌的神经发生麻痹：多见，可因周围神经、神经核或脑皮质中枢病变引起，多见于：①外伤：如眼眶部、颅底部发生外伤及脑震荡等；②炎症：如周围性神经炎，脑及脑膜炎等；③脑血管疾病：如血栓、脑出血等；④肿瘤：眼眶或颅内肿瘤；⑤内、外毒素：如病灶感染、酒精、一氧化碳、腐肉中毒、烟草、铅、白喉等；⑥全身病：如糖尿病、突眼性甲状腺肿等。

2）眼外肌的直接损伤及肌源性疾患，如重症肌无力等。

（2）临床表现：一般是突然起病，轻者可无明显症状，仅感双眼视物模糊，但视力正常。重者有复视、眩晕、恶心、呕吐，眼位偏斜。

（3）专科检查：不同程度的眼位偏斜、眼球运动障碍、头位偏斜、第二斜视角大于第一斜视角。

（4）诊断：根据病史、临床表现及专科检查特点即可诊断。

（5）治疗

1）针对病因治疗

2）原因不明者，可试用皮质类固醇及抗生素治疗。

3）支持疗法：口服或肌注维生素 B_1，B_{12} 及 ATP 等。

4）局部理疗，防止麻痹肌萎缩。

5）为消除复视的困扰，治疗中常持续遮盖单眼，但遮盖必须双眼轮换，以防止双眼视功能恶化。

6）三棱镜矫治及手术治疗：适应于病因已消除，病变已不再恢复或进行，稳定 6 个月以上者。

3. 弱视

（1）概念：是视觉发育期内由于异常视觉经验（单眼斜视、屈光参差、高度屈光不正以及形觉剥夺）引起的单眼或双眼最佳矫正视力下降，眼部检查无器质性病变。弱视诊断时要参考不同年龄儿童正常视力下限：3～5 岁儿童正常视力参考值下限为 0.5，6 岁及以上为 0.7。两眼最佳矫正视力相差 2 行或更多，较差的一眼为弱视。

（2）分类及病因

1）斜视性弱视。

2）屈光参差性弱视。

3）形觉剥夺性弱视。

4）屈光不正性弱视。

（3）分度：依据矫正视力分为三度。①轻度弱视：矫正视力 0.6～0.8；②中度弱视：矫正视力 0.2～0.5；③重度弱视：矫正视力≤0.1。

（4）临床表现

1）视力不良。

2）拥挤现象：对排列成行的视标分辨力较单个视标差 2～3 行。

3）固视异常：较常见，如旁中心固视。

4）眼位偏斜。

5）眼球震颤。

6）双眼单视功能障碍。

（5）治疗原则：消除对弱视眼的抑制，提高其视力，矫正眼位，建立双眼立体视觉。

【复习思考题】

1. 简答题

（1）简述共同性斜视的病因、临床表现、诊断和治疗。

（2）简述非共同性斜视的病因、临床表现、诊断和治疗。

（3）简述弱视的概念和治疗原则。

（4）弱视如何进行分类与分度？有何临床表现？

2. 病史采集训练

某男，25岁，因自幼右眼向内斜视入院。请围绕主诉采集相关病史。

3. 病例分析

找一共同性斜视典型病例，要求做出以下分析：

（1）诊断及诊断依据；

（2）进一步检查；

（3）治疗原则。

笔记栏

（夏世刚）

见习十四　眼　眶　病

【见习要求】

1. 掌握眶蜂窝组织炎的病因、分类、临床表现、诊断和治疗。

2. 掌握眼眶特发性炎性假瘤的病因、分类、临床表现、诊断和治疗。

3. 熟悉甲状腺相关性免疫眼眶病的病因、临床表现、诊断和治疗。

4. 熟悉眼眶肿瘤的病因、分类、临床表现、诊断和治疗。

【见习时数】　4 学时。

【见习准备】

1. 同学阅读材料中相关章节内容。

2. 教师挑选临床典型病人 1 人/小组。

3. 各项检查仪器 1 套/小组。

【见习过程】

1. 讲授病史采集、眼部检查要点，同学分组进行采集病史，并做专科检查。

2. 同学汇报病历摘要、阳性体征。

3. 同学归纳总结病例特点，作出诊断，并说明诊断依据。

4. 结合病人的具体实际，教师以提问的方式小结。

【病史采集要点】

1. 现病史

（1）发病情况：缓慢或急骤起病？

（2）发病的原因或诱因：有无鼻窦、鼻腔及牙齿组织的细菌感染，有无眶骨膜炎、眶外伤伴眶内异物存留、手术后感染等？有无免疫功能紊乱？

（3）主要症状：有无疼痛、复视、视力下降、上睑退缩和迟落、眼球突出、眼球运动受限等？

（4）伴随症状：发热、恶心、呕吐、昏迷、惊厥等？

（5）诊疗情况：在何处就诊过？做过何种检查？做何处理及疗效如何？

（6）一般情况：精神、体力、饮食、大小便如何？体重有何变化？

2. 其他相关病史

（1）有无药物过敏史。

（2）既往病史（如甲亢、外伤等）。

【体查要点】

1. 眼睑　有无水肿、红肿、发热，皮肤是否紧张，有无压痛，有无瘘管。眼睑有无退缩或滞后，有无肿物，有无上睑下垂，有无睑裂闭合困难？

2. 眶缘或眶深部是否可扪及肿物。

3. 眼球：有无突出、内陷或移位，转动时有无疼痛，运动是否受限？

4. 结膜：有无充血水肿？

5. 角膜：有无暴露性角膜炎、角膜溃疡？

6. 瞳孔有无异常？

7. 有无葡萄膜炎？

8. 眼底有无视盘水肿，视神经萎缩，视网膜静脉迂曲？

9. 有无视力减退或视力丧失，有无复视，屈光不正？

10. 有无耳前、颈淋巴结肿大。

11. 体温、脉搏、呼吸、血压、体位、神志。

【知识精要】

1. 眶蜂窝组织炎

（1）病因：常由鼻窦、鼻腔及牙齿等邻近组织的细菌感染扩展而致，也可由眶骨膜炎、眶外伤伴眶内异物存留、手术后感染等原因引起。

（2）临床表现：根据病变部位分为隔前蜂窝织炎与眶蜂窝织炎。

1）隔前蜂窝织炎：患者眼睑水肿。

2）眶蜂窝织炎：患者发热、眼球显著突出、眼睑红肿、球结膜充血水肿，可突出于睑裂之外，可引起暴露性角膜炎。眼球转动时疼痛，运动受限。触诊眼睑紧张有明显压痛。眶尖受累时可出现视力减退和瞳孔异常。炎症蔓延可至眼内，引起葡萄膜炎，眼底视网膜静脉迂曲，视盘水肿，病情持续发展，可引起眶尖综合征，患者视力丧失、颅神经麻痹。若感染扩展至颅内，可造成海绵窦血栓、脑膜炎、脑脓肿或败血症，严重危及生命。

（3）影像学检查：X 线平片和 CT 等有助发现邻近组织病灶。

（4）诊断：根据病史、临床表现常可作出诊断。

（5）治疗

1）治疗原发病灶。

2）全身尽早应用足量的广谱抗生素，必要时可适当应用糖皮质激素。

3）结膜囊内应用抗感染滴眼液与眼膏，以保护角膜。

4）眶内脓肿形成时，可切开引流。

5）并发海绵窦血栓时按败血症进行抢救治疗。

2. 眼眶炎性假瘤

（1）病因：病因不明，可能是一种非特异性免疫反应性疾病。

（2）临床表现：临床表现因炎症侵犯部位和组织类型的不同而不同。一般起病急，有眼眶疼痛，眼球突出、运动受限，复视等自觉症状，眼睑与结膜充血肿胀，部分患者在眶缘可扪及结节状多发性肿物，可推动，轻度压痛。眼肌附着点球结膜明显充血水肿，可透见眼外肌呈紫红色肥大。有视力下降表明炎症侵及视神经周围。纤维增生型炎性假瘤一般无炎症表现，眼球轻度突出或内陷，眶深部可扪及硬性肿块。晚期，患者疼痛难忍，眼球固定，向各方向运动障碍，上睑下垂，视神经萎缩，视力丧失。

（3）影像学检查：炎性假瘤：超声、CT、MRI 等影像检查有助于诊断。

（4）诊断：根据病史、临床表现常可作出诊断。按组织类型可分为淋巴细胞浸润型、纤维增生型与混合型。

（5）鉴别诊断：炎性假瘤与恶性肿瘤的临床表现和影像显示有时相似，需要活体组织病理检查进行确诊。

（6）治疗

1）淋巴细胞浸润型对糖皮质激素敏感，可静脉注射或口服足量糖皮质激素，根据病情逐渐减量，以减少复发。

2）眶内糖皮质激素：甲泼尼龙或曲安奈德 40mg（儿童慎用），每周一次，可连续 3～4 次，注意监测眼压。

3）上述治疗无效，或有全身疾病糖皮质激素禁用者，采用环磷酰胺或小剂量放疗。纤维增生型对放疗不敏感。

4）上述治疗无效或反复发作，且位于泪腺窝或眶前部者，可手术切除，但术后易复发。

3. 甲状腺相关眼病

（1）病因：目前多认为是一种与内分泌有关的免疫性疾病。

（2）临床表现：病变损害提上睑肌时患者眼睑退缩，以上睑最为常见，睑裂开大，暴露角膜上缘和上部巩膜，眼睑滞后，睑裂闭合困难，引起暴露性角膜炎、角膜溃疡，导致视力下降。病变累及眼外肌，出现眼球突出、复视及眼球运动受限等表现，一般先后累及下直肌、内直肌、上直肌，外直肌受累少见。肥大的眼外肌可压迫视神经，引起视功能损害，甚至视力丧失。

（3）影像学检查：CT检查证实眼外肌肥大，但肌腱不受累状可帮助确诊。

（4）诊断：根据病史、临床表现常可作出诊断。根据临床表现可分为Ⅰ型与Ⅱ型。

（5）治疗

1）滴用人工泪液、抗生素眼药或涂眼膏以保护结膜与角膜。

2）全身应用糖皮质激素或免疫抑制剂，控制眼眶急性炎症，减轻对眼外肌的损害和对视神经的压迫。

3）甲状腺功能正常，眼位偏斜已稳定半年以上的，可试用肉毒杆菌毒素A眼外肌局部注射，或手术治疗。

4）药物治疗无效的严重突眼或伴压迫性视神经病变的患者，可采用放射治疗，也可行眼眶减压术。

4. 眼眶皮样囊肿

（1）病因：为胚胎期表皮外胚层植入深层组织所形成的囊肿。

（2）临床表现：生长缓慢，常于外上眶缘可触及圆形、表面光滑、无痛性肿物。可压迫眼球，引起屈光不正，可侵蚀眶壁，使眶顶或外壁缺损，也常沿骨缝向颅内或颞窝蔓延，可在眶缘形成瘘管。眶深部的囊肿，常引起渐进性眼球突出并向下移位，囊肿破裂时，可发生严重炎症。

（3）影像学检查：超声图像常呈圆形或椭圆形，边界清楚，强透声，可压缩，内回声多样。CT 扫描可见占位病变，内部密度不均匀。眶壁改变，向颞窝侵犯者，病变呈“哑铃”状伸展。

（4）诊断：根据病史、临床表现常可作出诊断。

（5）治疗：手术切除。为避免复发，术中注意将囊壁摘除干净，对位于骨膜下囊肿，囊壁刮除后宜先用石炭酸腐蚀，再用 75%酒精中和，最后生理盐水冲洗干净。

5. 眼眶海绵状血管瘤 是原发于眶内最常见的良性肿瘤，属错构瘤。生长缓慢，常表现为进行性眼球突出，无疼痛，视力多正常。肿瘤多位于肌锥内或视神经的外侧。肿瘤位于眶前部时，可见局部隆起，呈紫蓝色，触诊为圆形肿物，硬度中等，可推动。肿瘤位于眶深部时不能触及，按压眼球有弹性阻力。位于眶尖时，可压迫视神经，影响视功能。较大的肿瘤，可引起眼球运动障碍、复视等。A 超显示内反射呈中高波；B 超见圆形病变，有压缩性，边界清楚，多而强的内回声。无症状者可观察。有临床症状和体征或患者要求时，手术切除。

6. 眼眶脑膜瘤 可出现眼睑和球结膜水肿，视盘水肿，视力下降，视神经萎缩，眼球突出，眼球运动障碍。颅内压增高时，引起 Foster-Kennedy 综合征与眶尖综合征，颅内脑膜瘤还可侵犯重要结构，最终可导致死亡。儿童的脑膜瘤预后更差。分原发于眶内的与继发于颅内的脑膜瘤二种。眼眶脑膜瘤：X 线平片及 CT 扫描，可见眶骨增生肥厚，肿瘤内异常钙化，或有眶骨吸收和破坏，视神经孔扩大则提示肿瘤管内蔓延。影像呈多样性。MRI 优于 CT。手术治疗为主，手术不易切除干净，术后可能视力丧失，易复发。

7. 横纹肌肉瘤 是儿童最常见的原发性眶内恶性肿瘤，发病多在 10 岁以前，好发于眶上部鼻上象限眼睑处，起病急，肿瘤生长快，恶性程度高，预后不良。患儿上睑下垂，眼睑水肿，变色，皮肤充血，肿硬，发热，形似眶蜂窝织炎，单眼突出，眼球向前下方移位，肿瘤可侵及视神经和眼外肌，造成视力丧失，眼球运动障碍，也可蔓及整个眼眶，鼻窦，颅内。耳前、颈淋巴结提示有局部转移。按组织病理分为胚胎型、小泡（叶）型、多形型等。CT、MRI 和 B 超等影像检查，可明确肿瘤的部位和范围，儿童 CT 扫描显示有眶骨破坏。活体组织病理检查：可明确横纹肌肉瘤诊断。目前主要采用放疗与化疗结合的综合治疗，肿瘤局限在眶内者，有较高的存活率。

【复习思考题】

1. 简答题

简述眶蜂窝组织炎的病因、分类、临床表现、诊断和治疗。

2. 病史采集训练

某女，32 岁，因右眼眶疼痛，眼球突出、运动受限，复视 1 周入院。请围绕主诉采集相关病史。

3. 病例分析

找一眶蜂窝组织炎典型病例，要求做出以下分析：

（1）诊断及诊断依据；

（2）进一步检查；

（3）治疗原则。

笔记栏

（夏世刚）

见习十五　眼　外　伤

【见习要求】

1. 掌握眼球钝挫伤的临床表现和治疗。

2. 掌握眼球穿通伤的临床表现、并发症和治疗原则。

3. 掌握眼化学伤的致伤原因，急救原则，临床表现和治疗。

4. 掌握眼球外异物的诊断和治疗。

5. 熟悉眼外伤的定义、分类、检查、处理原则及预防。

6. 熟悉球内异物的临床表现、并发症、诊断和治疗原则。

7. 熟悉眼睑外伤的诊断和治疗。

【见习时数】　4 学时。

【见习准备】

1. 同学阅读材料中相关章节内容。

2. 教师挑选临床典型病人 1 人/小组。

3. 各项检查仪器 1 套/小组。

【见习过程】

1. 讲授病史采集、眼部检查要点，同学分组进行采集病史，并做专科检查。

2. 同学汇报病历摘要、阳性体征。

3. 同学归纳总结病例特点，作出诊断，并说明诊断依据。

4. 结合病人的具体实际，教师以提问的方式小结。

【病史采集要点】

1. 现病史

（1）发病情况：致伤的原因、部位、时间？

（2）发病的原因或诱因：挫伤、穿通伤、异物伤；热烧伤、化学伤、辐射伤、电击伤、冻伤等？

（3）主要症状：疼痛、畏光、流泪、复视、视力下降、眼压下降、瞳孔移位、视野缩小等？

（4）伴随症状：休克，出血，皮肤刺痒、发热、水泡等？

（5）诊疗情况：在何处就诊过？做过何种检查？做何处理及疗效如何？

（6）一般情况：生命体征有何变化？

2. 其他相关病史

（1）以往的视力状况及眼病史。

（2）有无药物过敏史。

（3）既往病史（如高血压、糖尿病、外伤、手术史等）。

【体查要点】

1. 全身情况：注意生命体征，有无重要脏器或他器官损伤，有无休克及出血。

2. 视力：尽量准确记录视力。

3. 外眼：眼睑、结膜、泪器和眼肌有无损伤，损伤的部位、范围、程度，有无出血、感染等并发症，有无异物存留等。

4. 眼球：观察其位置、突出度，有无眼球破裂，角膜、前部巩膜、前房、虹膜、瞳孔、眼底情况，有无眼内出血及结构损伤。

5. 影像学检查及其他辅助检查：视病情行超声波、X 线、CT 或 MRI 等检查，以确定有无球内或眶内异物存留，眼球后部破裂或眶骨骨折等。行电生理、视野等检查，判定视功能情况。

【知识精要】

外界的机械、物理或化学性因素作用于眼部，引起眼的结构和功能损害，称为眼外伤。注意伴有休克、大出血及重要脏器等损伤时，首先抢救生命。

1. 病因

（1）眼球钝挫伤：常见原因为砖石、跌撞、交通事故以及爆炸的冲击波等。钝可力在眼内和球壁传递，引起间接损伤。

（2）眼球穿通伤：刀、针、剪等锐器的刺入、切割。

（3）眼异物伤：多为铁类磁性金属异物，也可见铜和铅等非磁性金属异物，及玻璃、碎石及木刺、毛等非金属异物。

（4）酸碱化学性：由化学物品的溶液、粉尘或气体接触眼部所致。

（5）眼部热烧伤：高温液体如铁水、沸水和热油等溅到眼部引起；或由火焰喷射引起的烧伤。

（6）辐射性眼损伤：包括电磁波中各种射线造成的损害，如微波、红外线、可见光、紫外线等。

2. 分类

（1）按致伤原因：机械性和非机械性。

（2）按损伤程度：轻度、中度、重度。

3. 临床表现

（1）眼球钝挫伤

1）角膜挫伤：①角膜上皮擦伤：眼痛，畏光，流泪，视力下降，上皮缺损，荧光素着色，可继发感染，引起角膜炎或溃疡；②角膜基质层损伤：基质层水肿、增厚和混浊，后弹力层皱褶；③角膜破裂：重度挫伤可致角膜破裂。

2）虹膜睫状体挫伤：①虹膜与瞳孔异常：虹膜出现

不规则裂口，或虹膜基质纵形裂口，虹膜根部部分或完全离断，瞳孔中度扩大，光反射迟钝，调节麻痹，近视力障碍；②前房积血：房水中可见红细胞，或见前房积血平面，甚至前房完全充满血液，可发生继发性青光眼；角膜血染；③外伤性青光眼：外伤所致虹膜睫状体炎、前房角后退（虹膜根部不同程度向后移位，前房角加宽、变深），晶状体脱位和眼内出血等可导致继发性青光眼；④外伤性低眼压：视力下降、视物变形、前房变浅、视盘水肿、视网膜静脉扩张、黄斑水肿及星状皱褶等。

3）晶状体挫伤：可引起白内障，晶体脱位或半脱位。晶体半脱位时瞳孔区可见部分晶状体的赤道部，虹膜震颤、散光或单眼复视；全脱位时，前房变深，虹膜震颤，可引起青光眼和角膜内皮损伤，出现高度远视。角巩膜破裂时晶状体也可脱位于球结膜下。

4）玻璃体出血：少量出血，开始局限，然后散开，可自行吸收。积血多时，屈光介质混浊，不能窥见眼底。

5）脉络膜和视网膜挫伤：①脉络膜破裂：多在后极部及视盘周围，可单一，或多发，呈弧形，凹面对向视盘。早期，可被出血掩盖。出血吸收后，见黄白色瘢痕。黄斑中心受累者影响视力，破裂处可出现脉络膜新生血管。②视网膜震荡与挫伤：视网膜震荡是指挫伤后，后极部一过性视网膜水肿，视力可降至0.1，水肿消退后，部分患者视力可恢复。视网膜挫伤有光感受器损伤、外层视网膜变性坏死，黄斑部色素紊乱，视力显著减退，可伴视网膜出血。③外伤性黄斑裂孔：为黄斑全层裂孔。④锯齿缘离断：是外伤引起视网膜脱离的一种典型表现，常发生于鼻上象限或颞下象限。

6）眼球破裂：常出现在角巩膜缘，或在直肌下或后部巩膜，呈“隐匿性巩膜破裂”，一般眼压降低，但可正常或升高，常有前房及玻璃体积血，球结膜水肿、出血，角膜变形，眼球在破裂方向运动受限，视力降至光感以下。

（2）眼球穿通伤

1）角膜穿通伤：较常见。患者自觉眼痛、流泪和视力下降。角膜伤口较小且规则者，可自行闭合。伤口大不规则者，常伴虹膜损伤、脱出及嵌顿，前房变浅，晶状体破裂，外伤性白内障，或眼后段损伤。

2）角巩膜穿通伤：有明显的眼痛和刺激症，视力下降。可引起虹膜睫状体、晶状体和玻璃体的损伤及脱出，眼内出血。

3）巩膜穿通伤：小的伤口易被忽视，仅见相应部位结膜下出血。大的巩膜穿通伤常伴脉络膜、玻璃体和视网膜的损伤、出血，预后不良。

4）并发症

A. 眼内炎：患者眼痛、剧烈头痛，刺激症状明显，视力显著下降，球结膜水肿、充血，角膜混浊，前房出现纤维蛋白炎症或积脓，玻璃体可见雪球样混浊或脓肿形成。

B. 交感性眼炎：诱发眼葡萄膜炎症状持续，逐渐加重，出现 KP，瞳孔缘小珍珠样灰白色结节。2 周～2 个月后，交感眼突然出现相似的葡萄膜炎症状，视力显著下降。眼底周边部可出现黄白色点状渗出，晚期出现晚霞状眼底，可继发青光眼、视网膜脱离、眼球萎缩等并发症。

C. 外伤性 PVR：玻璃体内纤维组织增生，引起牵拉性视网膜脱离。

（3）眼异物伤

1）眼球外异物：有眼睑异物、结膜异物、角膜异物、眶内异物等。

2）眼球内异物：可严重危害视力。异物可产生机械性破坏、穿通伤、化学及毒性反应、继发感染等损伤，眼内的反应取决于异物性质和部位。不活泼的无菌异物，常可忍受。反应性异物，可包裹、引起轻微炎症，大的异物可引起细胞增殖、牵拉性视网膜脱离、眼球萎缩，铜和铁可产生铜质沉着症与铁质沉着症。

（4）眼附属器和视神经外伤

1）眼睑外伤：①眼睑挫裂伤：眼睑水肿和出血，1～2 周内完全吸收。严重时可出现眼睑皮肤全层裂伤，甚至深达肌层、睑板和睑结膜。②泪小管断裂：内眦眼睑外伤常伴发泪器损伤，已下泪小管断裂多见。

2）眼眶外伤：眼眶骨折、眼眶穿通伤、眶出血、眶积气。

3）视神经外伤：①视神经挫伤：视力严重下降甚至丧失，外表面可无明显异常，但会有相对性传入性瞳孔障碍，4～8 周内会出现视神经萎缩。②视神经撕脱：视盘处呈坑状凹陷，后部出血，挫伤样坏死。视力完全丧失。

（5）酸碱化学伤

1）轻度：眼睑与结膜充血水肿，程度较轻，角膜上皮点状脱落、水肿。几天后水肿即消退，上皮修复不留瘢痕，视力正常。

2）中度：睑皮肤有水疱、糜烂；结膜水肿，可有小片缺血坏死；角膜混浊水肿，上皮层全部脱落，可形成白色凝固层。愈合后常留角膜斑翳，视力下降。

3）重度：结膜灰白色混浊，广泛的缺血性坏死；角膜全层灰白或者呈瓷白色。可出现角膜溃疡或穿孔，引起葡萄膜炎、继发性青光眼和白内障等。愈合后可形成眼睑畸形，眼睑闭合不全、泪溢、睑球粘连、假性翳状胬肉、角膜白斑，前黏性角膜白斑、角膜葡萄肿或眼球萎缩等并发症，导致视功能或眼球的丧失。

4. 诊断 根据外伤史和临床表现一般即可诊断，怀疑异物可采用 ERG、X 线摄片、超声波、CT、MRI 等协助诊断。

5. 治疗

（1）眼球钝挫伤

1）角膜上皮擦伤，涂抗生素眼膏后包扎。基质层损伤，散瞳，局部滴用糖皮质激素。

2）虹膜根部离断并有复视时，行虹膜根部缝合术；调节麻痹患者，视近时需配镜矫正。有前房积血，宜半卧位休息，给与镇静、止血，糖皮质激素等药物治疗。伴虹膜刺激症状时，散瞳；眼压升高时，药物控制眼压；积血吸收慢，药物不能控制眼压时，行前房冲洗术；有房角后退性青光眼时，按开角青光眼处理。

3）晶状体嵌顿于瞳孔或脱入前房、玻璃体，引起继发性青光眼、视网膜脱离，或有挫伤性白内障时，需手术治疗。晶状体半脱位引起的散光，可试用眼镜矫正。

4）有玻璃体出血，可应用止血活血药、促进血液吸收、必要时行手术；视网膜震荡与挫伤，可试用激素、血管扩张剂、维生素类药物；视网膜裂孔与脱离，采用手术治疗。对于脉络膜破裂，视神经撕脱无有效疗法。

5）眼球破裂应立即行清创缝合术，必要时 2 周左右行玻璃体手术，尽可能保留眼球及有用视力。眼球无法修补时，行眼球摘除术。

（2）眼球穿通伤

1）尽早行初期缝合伤口。

2）防治感染等并发症；常规注射抗破伤风血清，术后全身应用抗生素和糖皮质激素，局部滴抗生素眼液，散瞳。

3）有白内障、玻璃体出血、异物或外伤性视网膜脱离等情况时，在1～2周内，行二期手术。

4）并发症及处理：出现眼内炎，应充分散瞳，局部和全身应用大剂量抗生素和糖皮质激素，玻璃体内注入药物，作房水及玻璃体液的细菌培养和药敏试验，必要时做玻璃体切割术，及玻璃体内药物灌注。发生交感性眼炎，按葡萄膜炎的治疗，疗效不佳者，可用免疫抑制剂。有外伤性PVR，行玻璃体手术。

（3）眼异物伤

1）眼睑、结膜、角膜异物摘除后点滴抗生素眼液与眼膏。眶内金属异物常被软组织包裹，可不必取出。植物性异物可引起慢性化脓性炎症，尽早取出。

2）前房及虹膜异物尽早取除；晶状体异物，对视力无很大影响者，不必手术，晶状体明显混浊，手术摘出；未包埋的玻璃体内或球壁的磁性异物，无并发症，可用磁铁摘除。包裹、粘连、非磁性等异物，需玻璃体手术，并处理并发症。

（4）眼附属器和视神经外伤

1）眼睑外伤：①眼睑挫裂伤：尽早清创缝合，尽量保留组织，严格分层缝合，避免瘢痕形成和眼睑畸形。②泪小管断裂：最好在伤后48h内行泪小管吻合术。术后3～6个月拔管。

2）眼眶外伤：眼眶骨折造成眼球运动受限、复视或内陷＞2mm或因外观缺陷患者强烈要求手术者可行手术治疗。

3）视神经外伤：①视神经挫伤：可予大剂量甲泼尼龙冲击治疗，如治疗48h无效者可考虑行视神经管减压术。可同时予以脱水剂、改善微循环药物、神经营养药。②视神经撕脱：无有效疗法。

（5）酸碱化学伤

1）急救：酸碱烧伤急救的关键是现场立即行眼部彻底冲洗，冲洗时间不少于 30min。医生接诊后可再次冲洗，清理结膜囊内异物，必要时行前房穿刺术。

2）局部和全身应用抗生素、维生素 C，以控制感染，促进角膜胶原合成。1%阿托品充分散瞳。糖皮质激素在早期可局部或全身使用，伤后 2～3 周内停用。石灰烧伤病例可滴用 0.5%依地酸钠眼液。应用 2%枸橼酸钠眼液自家血清等胶原酶抑制剂，或全身应用四环素类药物，防止角膜穿孔。

3）球结膜广泛坏死，或角膜上皮坏死，可早期切除坏死组织，防止睑球粘连。2 周内出现角膜溶解变薄的患者，可行全角膜板层移植术，羊膜、口腔黏膜或对侧球结膜移植术。换药时注意分离睑球粘连或安放隔膜。

4）晚期根据并发症的具体情况手术治疗，如睑外翻矫正、角膜移植术等。发生继发性青光眼，先用药物控制眼压，无效时行睫状体冷凝术。

【复习思考题】

1. 简答题

（1）简述眼球穿通伤的临床表现、治疗原则。

（2）什么是交感性眼炎？有何临床表现？如何治疗？

（3）酸碱化学性的急救原则？

2. 病史采集训练　某男，18 岁，因右眼被篮球击伤，眼痛、视力下降 3 天入院。请围绕主诉采集相关病史。

3. 病例分析　找一酸碱化学伤典型病例，要求做出以下分析：

（1）诊断及诊断依据；

（2）治疗原则。

笔记栏

（周 俊）

见习十六　常见全身病的眼部表现

【见习要求】

1. 掌握动脉硬化与高血压、糖尿病、肾炎的眼部表现。

2. 掌握颅脑损伤的眼部表现。

3. 掌握麻疹、流行性腮腺炎、早产儿视网膜病变（ROP）、急性细菌性痢疾的眼部表现。

4. 掌握妊娠高血压综合征的眼部表现。

5. 掌握糖皮质激素反应的眼部表现。

6. 熟悉感染性心内膜炎、维生素缺乏、贫血、结核的眼部表现。

7. 熟悉重症肌无力、脑血管病、肝豆状核变性的眼部表现。

【见习时数】　4 学时。

【见习准备】

1. 同学阅读材料中相关章节内容；

2. 教师挑选临床典型病人 1 人/小组；

3. 各项检查仪器 1 套/小组。

【见习过程】

1. 讲授病史采集、眼部检查要点，同学分组进行采集病史，并做专科检查。

2. 同学汇报病历摘要、阳性体征。

3. 同学归纳总结病例特点，作出诊断，并说明诊断依据。

4. 结合病人的具体实际，教师以提问的方式小结。

【病史采集要点】

1. 现病史

（1）发病情况：缓慢或急骤起病？

（2）发病的原因或诱因：原发病的病因和诱因。

（3）主要症状：角膜知觉减退、虹睫炎、白内障、屈光不正、眼球运动受限、复视、夜盲、视网膜出血渗出等？

（4）伴随症状：原发病所引起的相应症状。

（5）诊疗情况：在何处就诊过？做过何种检查？做何处理及疗效如何？

（6）一般情况：精神、体力、饮食、大小便如何？体重有何变化？

2. 其他相关病史

（1）有无药物过敏史。

（2）既往病史（如高血压、糖尿病、外伤和手术史等）。

【体查要点】

1. 体温、脉搏、呼吸、血压、体位、神志。

2. 全面而详细的眼科检查和全身检查。

3. 眼底血管造影。

【知识精要】

1. 动脉硬化性视网膜病变

（1）视网膜动脉普遍变细、弯曲度增加，色淡，反光带增宽，血管平直。

（2）有静脉隐蔽、静脉斜坡现象。

（3）视网膜可见渗出和出血，以后极部多见，常无水肿。

2. 高血压性视网膜病变（HRP）

（1）慢性高血压视网膜病变：Ⅰ级：视网膜动脉普

遍收缩、轻度变窄；Ⅱ级：视网膜动脉普遍和局限性硬化，可见动静脉交叉征；Ⅲ级：Ⅱ级改变加视网膜渗出、出血及微血管改变；Ⅵ级：Ⅲ级改变加视盘水肿。

（2）急进型高血压视网膜病变：常见于 40 岁以下青年。眼底改变主要为视盘水肿与视网膜水肿。

3. 糖尿病眼部表现 可发生糖尿病视网膜病变（DRP）、糖尿病性白内障、屈光不正、虹膜睫状体炎、虹膜新生血管及新生血管性青光眼、眼球运动神经麻痹等眼部并发症。DRP 是一种严重的并发症。

（1）单纯性 DRP：主要表现为微动脉瘤，视网膜内出血，硬性渗出，视网膜水肿。

（2）增殖性 DRP（PDR）：主要为新生血管形成，新生血管可引起视网膜前出血和玻璃体出血。

（3）治疗

1）单纯性 DRP：每年应做眼科检查。并注意控制血糖水平，控制高血压、贫血、肾病等糖尿病的合并症。发现有增殖前期病变者，可采用局部视网膜光凝、广泛视网膜光凝治疗，黄斑水肿者可采用格子状光凝。

2）PDR：可采用广泛视网膜光凝术，玻璃体手术和眼内光凝术等。

4. 肾炎眼部表现

（1）急性肾小球肾炎：眼睑水肿，眼底可有血管痉挛、出血和渗出等，病变可逆。

（2）慢性肾炎：眼底见动脉变细，静脉纡曲扩张，动静脉交叉征，视网膜水肿、硬性渗出、出血、棉绒斑及视盘充血水肿。

（3）慢性肾功能不全：可有角膜带状变性和白内障。

（4）肾透析者：视网膜水肿。

（5）肾脏移植患者：因使用糖皮质激素和其他免

疫抑制剂，可发生药物性白内障、巨细胞病毒感染综合征等。

5. 颅脑损伤

（1）硬脑膜外血肿：瞳孔改变是一个重要体征。可见伤后数分钟内，伤侧眼瞳孔缩小，几分钟后瞳孔开大，1～2h 后瞳孔僵直。可有眼球运动神经麻痹，视网膜前出血等。

（2）硬脑膜下血肿：可见伤侧瞳孔开大，轻者眼底正常，重者视盘轻度水肿、视网膜水肿，静脉充盈，眼球运动神经麻痹。

（3）颅底骨折：双眼眼睑、结膜、眼眶皮下淤血（“熊猫眼”征），眼球突出，眼眶皮下气肿。

（4）颅骨骨折：常可伴有视神经管骨折，视神经受压可导致失明，视神经萎。

（5）视路损伤：不同部位的视路损伤时可产生相应的视野缺损，或同时伴有眼球运动神经麻痹。

6. 麻疹眼部表现

（1）妊娠 3 个月内母体感染麻疹，患儿可有白内障、色素性视网膜病变。

（2）麻疹患儿，可有结膜炎，双眼视神经炎、视神经视网膜炎、坏死性视网膜炎、视神经萎缩，幻视，皮质盲，眼球运动障碍等。

7. 流行性腮腺炎眼部表现

（1）妊娠期母体感染腮腺炎，患儿眼部可出现先天异常，如：小眼球、小角膜、角膜混浊、白内障等。

（2）儿童感染腮腺炎，可引起泪腺、结膜、角膜、巩膜、虹膜及葡萄膜的炎症、还可引起青光眼、眼外肌麻痹、视神经炎等。

8. 急性细菌性痢疾眼部表现　可引起角膜软化，皮质盲，视网膜动脉痉挛和视网膜水肿等。

9. 早产儿视网膜病变（ROP）

（1）病因：未完全血管化的视网膜对高浓度氧产生血管收缩和血管增殖而引起。

（2）病程与分期

1）ROP 国际分类法，用区来指定视网膜受累的范围。Ⅰ区是以视盘为中心，视盘中心到黄斑中心凹距离的 2 倍为半径画圆；Ⅱ区是从Ⅰ区向前到鼻侧锯齿缘的距离的圆形范围视网膜，Ⅲ区是余下的颞侧周边视网膜。

2）严重程度分 5 期：1 期在有血管与无血管的视网膜之间存在分界线，2 期分界线增粗、隆起形成嵴，3 期嵴伴有视网膜外纤维血管组织增殖，4 期视网膜不完全脱离，5 期视网膜全脱离。若视网膜血管扩张、扭曲，称为“附加”病变，预示 ROP 急性进展。

（3）筛查标准

1）对出生体重＜2000g 的早产儿和低体重儿，开始进行眼底病变筛查，随诊直至周边视网膜血管化；

2）对于患有严重疾病的早产儿筛查范围可适当扩大；

3）首次检查应在生后 4～6 周或矫正胎龄 32 周开始。检查时由有足够经验和相关知识的眼科医生进行。

（4）防治

1）对 3 区的 1 期、2 期病变定期随诊；

2）对阈值前病变（1 区的任何病变，2 区的 2 期+，3 期，3 期+）密切观察病情；

3）对阈值病变（1 区和 2 区的 3 期+病变连续达 5 个钟点，或累积达 8 个钟点）行间接眼底镜下光凝或冷凝治疗；

4）对 4 期和 5 期病变可以进行手术治疗。

10. 妊娠高血压综合征

（1）眼睑皮肤和结膜水肿，球结膜小动脉痉挛、毛细血管弯曲及结膜贫血等，这些血管改变较视网膜血管改变为早。

（2）眼底改变：可有视网膜小动脉痉挛和狭窄，动脉反光增强，动静脉交叉征，黄斑部渗出，视网膜水肿、出血和渗出，浆液性视网膜脱离，视盘水肿等改变。

11. 糖皮质激素所致眼部病变

（1）全身应用：可引起慢性开角型青光眼，药物性白内障，浆液性视网膜脱离，诱发或加重单疱病毒性角膜炎。

（2）局部应用：可引起真菌过度生长。

【复习思考题】

1. 简答题

（1）慢性高血压视网膜病变分几级，各级有何表现？

（2）简述早产儿视网膜病变（ROP）的病程与分期。

（3）硬脑膜外血肿眼部的重要体征是什么？

2. 病史采集训练

某女，20 岁，因双眼视力下降 10 天入院。请围绕主诉采集相关病史。

3. 病例分析

找一糖尿病视网膜病变（DRP）典型病例，要求做出以下分析：

（1）诊断及诊断依据；

（2）进一步检查；

（3）治疗原则。

笔记栏

（彭辉灿）